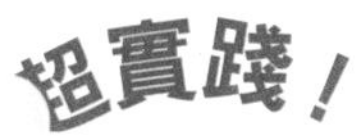

U0055916

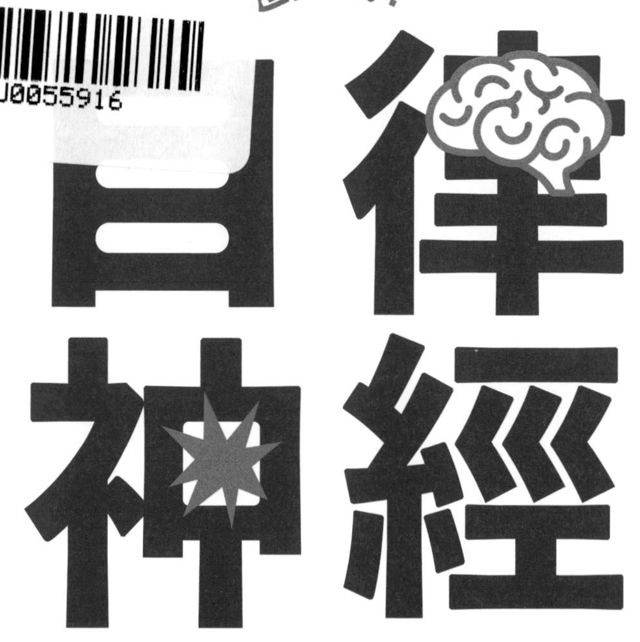

調理指南

工藤孝文／著　曹茹蘋／譯

找到身體不適的真正原因，

擺脫失眠、倦怠、頭痛、肥胖等身心煩惱！

「明明身體不舒服，去醫院檢查卻都說我『沒有異狀』。」

「一直覺得身體不適，可是遲遲找不出原因。」

在本院所開設的漢方專科門診，有許多來看診的患者都有這般困擾。而他們絕大部分，都患有因自律神經失去平衡而引發的各種症狀——也就是「自律神經失調症」。自律神經失調會出現失眠、煩躁、頭痛、暈眩、畏寒、上半身燥熱等各種全身性症狀。就連乍看與自律神經無關的肥胖、關節疼痛，其實很多也都是因為自律神經不平衡所引起，或是因此加重了症狀。

基本上，現代醫學（西方醫學）都是透過檢查來找出原因，然後進行相應的治療。可是自律神經失調症卻無法透過檢查發現異狀，因此對現代醫學而言堪稱是相當棘手的一種疾病。

至於漢方醫學，因為是根據症狀和體質來開立處方，所以能夠分別針對每位患者進行有效的治療。可是，治療真正的基礎還是建立在改善飲食、生活之上。

一如本書第1章、第2章所述，自律神經失調症的起因五花八門。雖然有許多原因本身無法輕易消除，不過多半還是可以在平日的飲食、生活之中，透過盡可能戒除會使自律神經紊亂的習慣，並進而養成讓自律神經保持平衡的習慣，使得症狀獲得減輕、緩解。

因此，本院也會針對飲食和生活方面，提供患者各項指導和建議。每一個微小的改善和改變，累積起來就能夠幫助自律神經恢復平衡。

本書除了講解自律神經的基礎知識外，也會以簡單易懂的方式介紹如何改善飲食及生活上應當注意的重點，讓所有人都能夠輕鬆落實。

第1章是介紹自律神經失調症的基礎知識，第2章是自律神經失調症的類型，第3章是飲食的注意事項，第4章則是生活上的注意事項。書中加入了許多插圖，讓讀者們一眼就能看懂重點。

當出現自律神經失調所引發的症狀時，請務必從本書所介紹的對策中，找出可以做到的事情來嘗試。即便是看似微不足道的對策，試過之後或許也能意外地感受到症狀有明顯的改善。

對於那些為自律神經失調症所苦的人們，倘若本書能夠稍微派上用場，幫助各位擺脫不適症狀，那將是我最大的榮幸。

2022年1月　工藤孝文

Contents

目次

Chapter

01

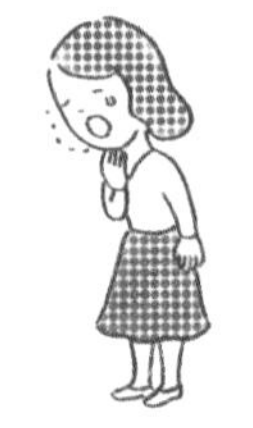

Chapter 02

自律神經失調症的五種類型

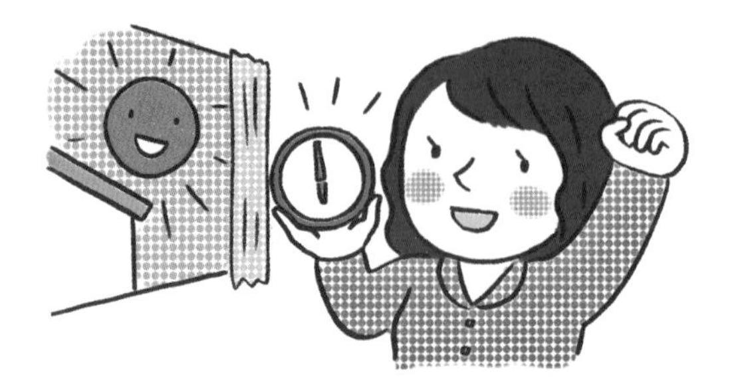

Contents

Chapter

03 有助調節自律神經的飲食、漢方藥、香草

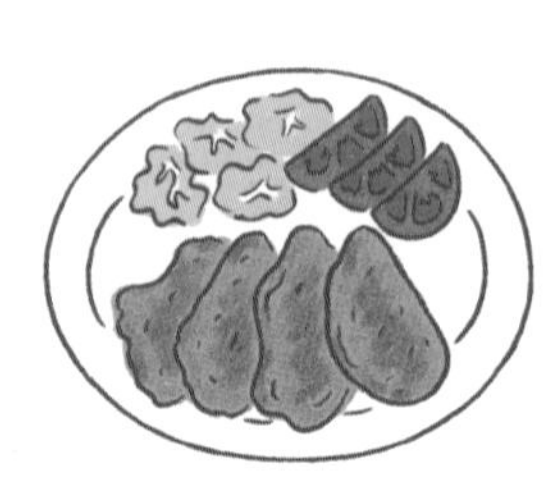

Contents

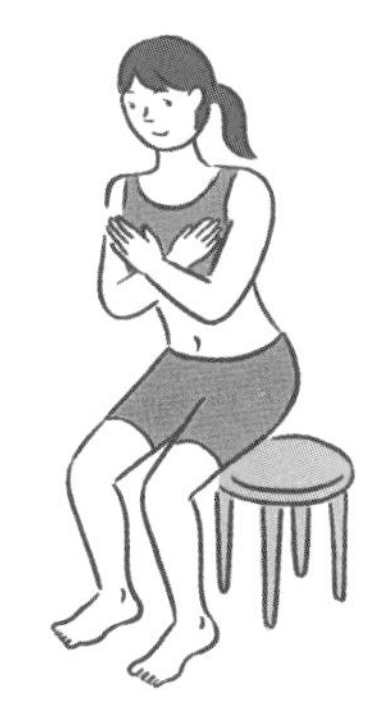

Contents

Chapter 01

自律神經若平衡，就能改變人生！

原因不明的失眠　煩躁　頭痛　暈眩　etc.

該怎麼辦？

Doctor's Answer

只要自律神經恢復平衡即可解決！

無意識的人體運作調節著全身的機能

睡不著、煩躁、情緒低落、頭痛、暈眩、心悸、便祕……明明苦於這些不適症狀，醫生卻說「查不出原因」。現在的你，是否有著這樣的煩惱呢？

這些不適症狀，十之八九都是起因於「自律神經」失去平衡，而我們將其總稱為「自律神經失調症」。

自律神經是與我們的意志無關，會自動自發地讓心臟、呼吸器官、消化器官運作起來，並且因應狀況調整運作方式的神經。人體能維持一定的血壓和體溫，並在必要時上升或下降，以及能夠產生汗水和唾液，也都是有自律神經在運作的關係。

神經可大致分為：下達指令的中樞神經（大腦、脊髓），和接收指令後工作的末梢神經。末梢神經遍布全身，負責將中樞神經的指令傳達給各部位，同時將全身的情報反饋給中樞神經。末梢神經也分成兩種：一種是掌管由大腦意志控制的身體活動，以及「疼痛」等感覺的軀體神經；而另一種末梢神經就是自律神經。

自律神經時時刻刻不間斷地支撐著我們人類的生命活動，但是也因為如此，一旦自律神經失調，全身便會產生各式各樣的不適症狀。反過來說，只要調整好自律神經，這些不適症狀就會獲得減輕、消除，讓人們得以重拾舒適健康的生活。

先學會基礎知識！

自律神經是什麼樣的神經？

遍布全身的神經可分為：由大腦和脊髓構成的中樞神經，以及與中樞神經相連的末梢神經。末梢神經分成「軀體神經」和「自律神經」這兩種，其中自律神經和內臟器官的功能相關。

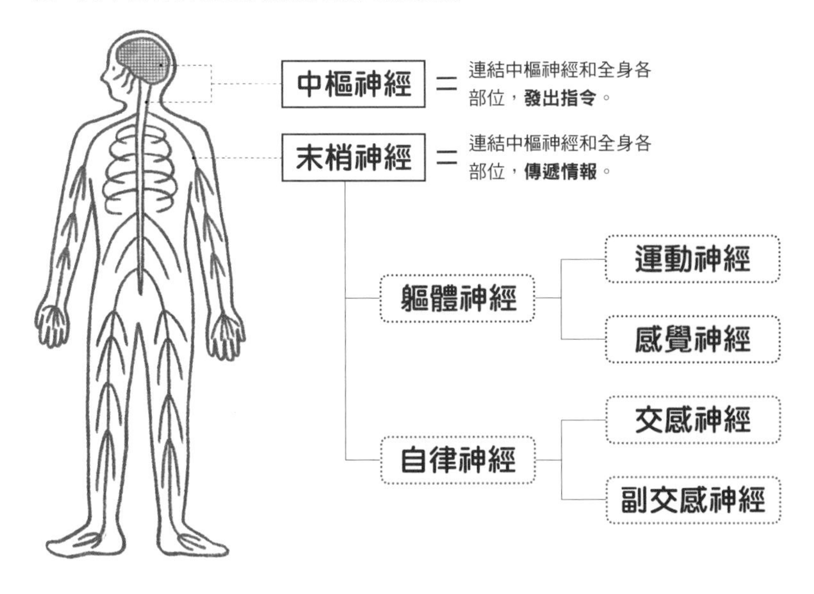

自律神經	軀體神經
＝	＝
◉ 不受意志控制，調整內臟和器官。	◉ 憑自己的意志活動身體（運動神經）。
◉ 有交感神經和副交感神經	◉ 向大腦傳達五感的情報（感覺神經）。

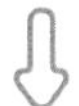

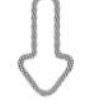

自律神經	軀體神經
・調整呼吸和心跳數	・活動嘴巴、手腳
・調整血壓和體溫	・走路、跑步、運動
・分泌唾液和消化液	・吃東西、說話等
・呼吸、流汗等	・感覺「熱」、「痛」等

自律神經無法
憑自己的意志加以控制。

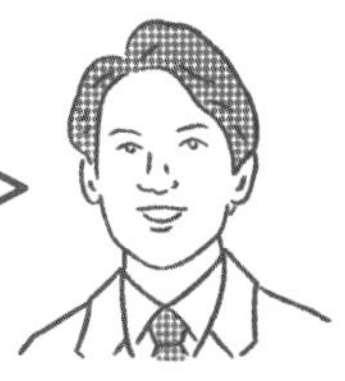

自律神經的種類和運作方式？

Doctor's Answer

由交感神經和副交感神經協同運作。

交感神經負責踩油門 副交感神經負責踩煞車

自律神經分為「交感神經」和「副交感神經」這兩種。交感神經是讓身心進入充滿活動力的「戰鬥模式」的神經，副交感神經則是讓身心休息，進入「放鬆模式」的神經。若是以車子來比喻，那麼交感神經就是負責踩油門，副交感神經則負責踩煞車。

這兩種自律神經保持平衡、協調運作，能夠讓我們的身心維持健全狀態。主要運作機制為：白天時，交感神經增強，讓人體保持充滿活動力的狀態；到了傍晚～夜間，則換成副交感神經增強，讓身心得以充分地休息。

只不過，腸胃等消化器官和其他多數器官相反，運作會受到交感神經的抑制，然後因副交感神經而活躍。這是因為必須在緊急時刻，將血液送去給消化器官以外的肌肉。

在說明交感神經和副交感神經時，我總是會以「原始人的生活」來當作例子。在遠古時代，我們的祖先過著太陽升起便外出打獵或捕魚，日落了就返家休息的生活。而交感神經和副交感神經的基本運作方式，至今仍與那個時代並無二致。

在現代社會雖然不可能完全以那種方式生活，不過盡可能貼近原始人的生活方式，配合晝夜起居作息，將有助於自律神經維持穩定。

有著相反的作用

兩種自律神經的功用

自律神經分成「交感神經」和「副交感神經」。交感神經就像是踩油門，讓身體進入戰鬥模式；副交感神經則像是踩煞車，讓身體進入放鬆模式。

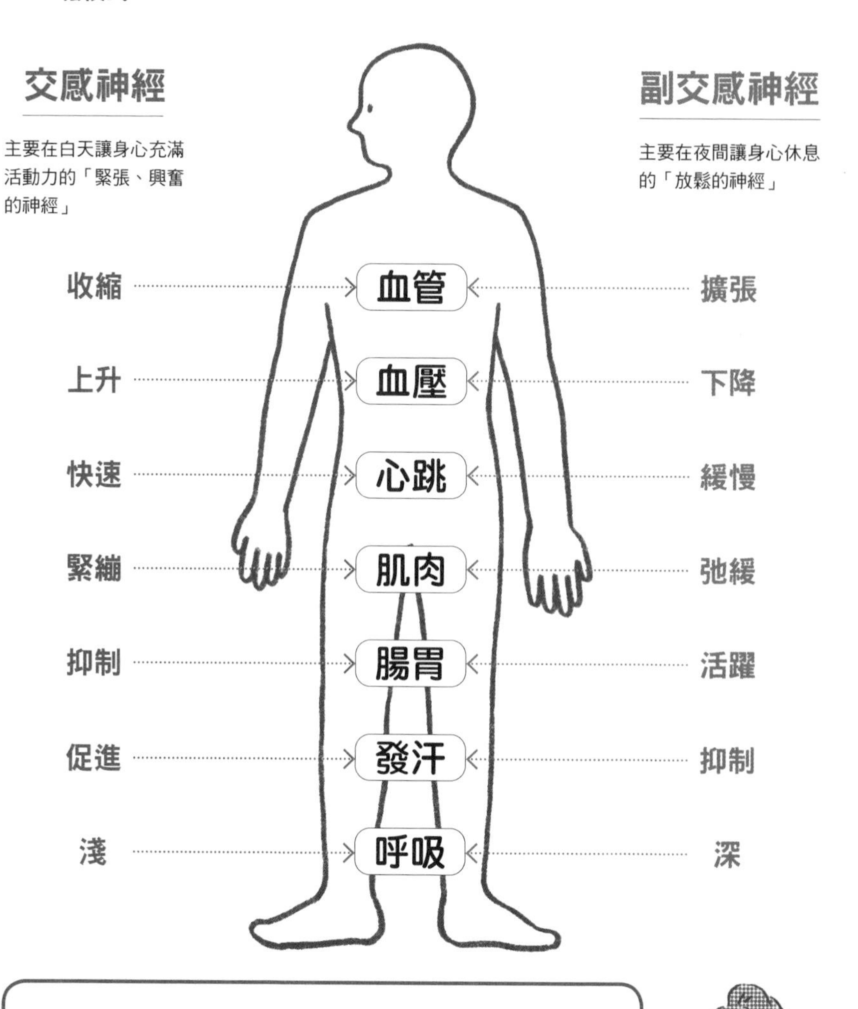

交感神經和副交感神經
可透過同時增強來達到平衡。

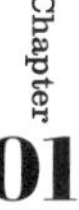

讓交感神經和副交感神經保持平衡的祕訣是什麼？

Doctor's Answer

藉由同時增強雙方來取得平衡。

現代人的交感神經有過度緊繃的傾向

不用說，交感神經和副交感神經當然都很重要。

交感神經如果一直處於活躍的狀態，那麼身心就會持續緊繃，無法獲得休息。如此一來，就容易產生煩躁、失眠、心悸、頭痛、肩頸僵硬、畏寒、肌肉痠痛、高血壓等症狀。

反之，如果是副交感神經一直處於活躍的狀態，則會出現倦怠、想睡、沒有幹勁、腦袋昏沉、低血壓等症狀。

由於無論哪一方過於活躍都是不健康的狀態，還會因此產生各種令人困擾的狀況，所以兩者平衡協調，輪流切換運作是最理想的。

尤其現代人的生活忙碌壓力大，許多人都有交感神經過度活躍的問題。這種時候就必須採取對策來增強副交感神經的作用。

關於交感神經和副交感神經的概念，大眾經常以為「只要一方增強，另一方就會減弱」，但其實這是一種誤解。由於交感神經過度緊張不是好事，所以加以抑制很重要，可是抑制交感神經並不會讓副交感神經自然而然地增強，因此同時增強副交感神經的作用非常重要。將雙方的作用增強到恰到好處的平衡狀態，才能打造高度健康的身心。

偏向哪一方都NG！

以達到平衡狀態為目標

交感神經和副交感神經為各自獨立，不會因為一方增強，另一方就會自然而然受到抑制，也無法透過開關隨意切換。因此，必須花點心思去增強雙方的作用。

交感神經　副交感神經

交感神經　副交感神經

一旦交感神經過強……

變得容易煩躁、發怒。容易出現心悸、頭痛、發汗、失眠、肩頸僵硬等症狀。

一旦副交感神經過強……

容易出現倦怠、想睡、沒有幹勁、腦袋昏沉、低血壓等症狀。

交感神經

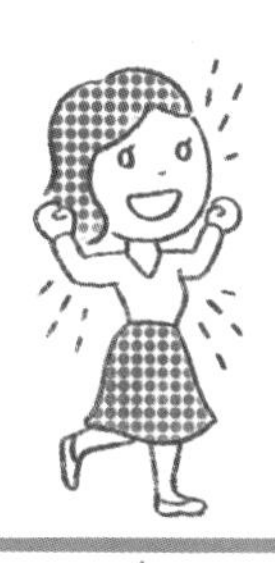

副交感神經

只要兩者的作用達到平衡……

身心就能維持健康狀態。

交感神經容易處於優勢的人，必須有意識地增強副交感神經。

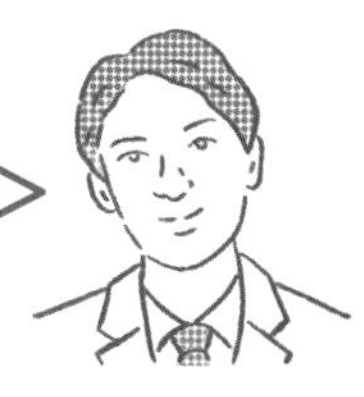

自律神經會在何時變得紊亂？❶

Doctor's Answer

多數現代人的原因來自於「日常壓力」

也有在不自覺間受到壓力侵蝕的情況

自律神經會失調的原因有很多，而最常發生在現代人身上的就是「壓力」了。

當說到壓力，一般大概都會聯想到「精神壓力」吧。日常生活中人際關係的煩惱、工作上的煩惱，以及各式各樣令人憂心的事情，都會使我們產生精神上的壓力。

有在工作的人，理所當然多半都會都有工作上的煩惱，或是感受到人際關係上的壓力。精神壓力堪稱是現代社會的壓力代表，不過除此之外，其實還有各式各樣的壓力存在。

如果患有疾病或身體因受傷而疼痛，就會有身體壓力；假使攝取過多的藥物或食品添加物、鹽、砂糖，則會帶給身體化學壓力。藥物雖然是因為身體需要才使用，卻也同時對人體造成了壓力。另外，極端的溫差和天候、氣壓的變化等，也都會是壓力的來源。

在這些壓力之中，也包含了許多我們自身並不覺得是壓力的壓力。儘管如此，身體依舊會感受到壓力的存在，結果使得自律神經失去平衡。雖然我們無法完全避免壓力，但是在能力所及範圍內迴避、巧妙地消除，將有助於穩定自律神經。

意外的因素也是壓力來源

壓力有哪些種類？

「壓力」通常可大致分為以下四種。比方說，因為精神壓力太大而暴食，結果最後承受了化學壓力等，這些壓力都是彼此連動的。

四種壓力

精神壓力

人際關係、工作上的麻煩、其他擔憂和煩惱等，是許多現代人日常感受到的壓力

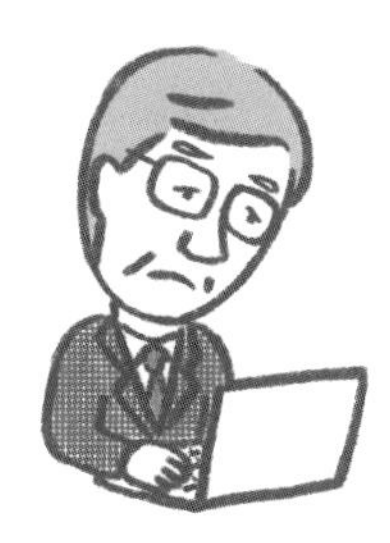

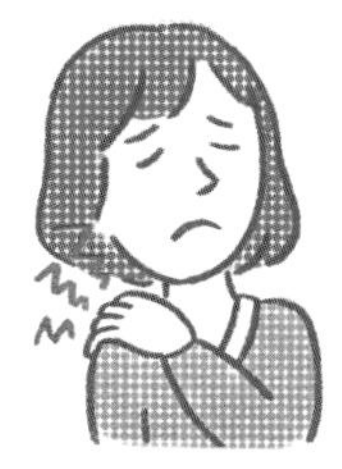

身體壓力

受傷、疾病、身體僵硬或疼痛等

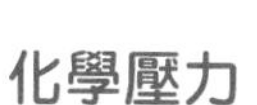

藥物、化學物質、味道極端的食物等

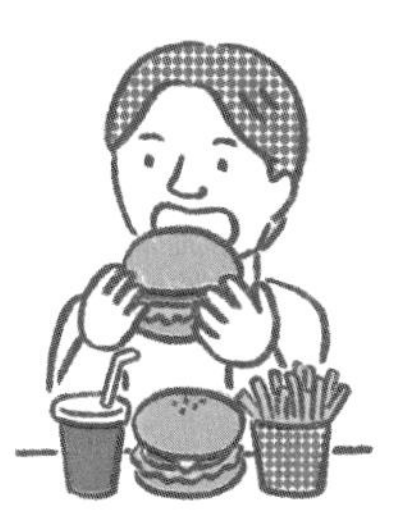

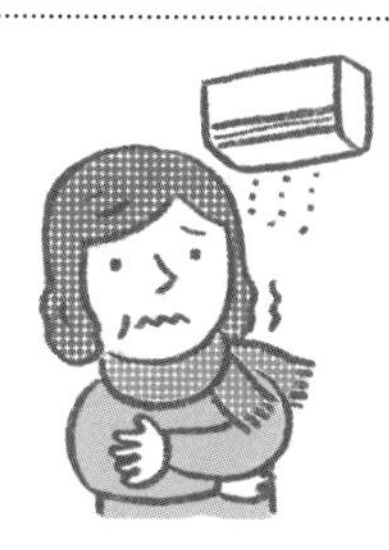

環境壓力

溫度、濕度、氣壓的巨大變動等

從數據資料來觀察

社會人士感受到的壓力為何？

根據日本厚生勞働省的調查，有59.5%（2016年）的人回答因工作感受到強烈的壓力。其中最主要的原因是「工作的質、量」，「人際關係」的壓力則排名第三。

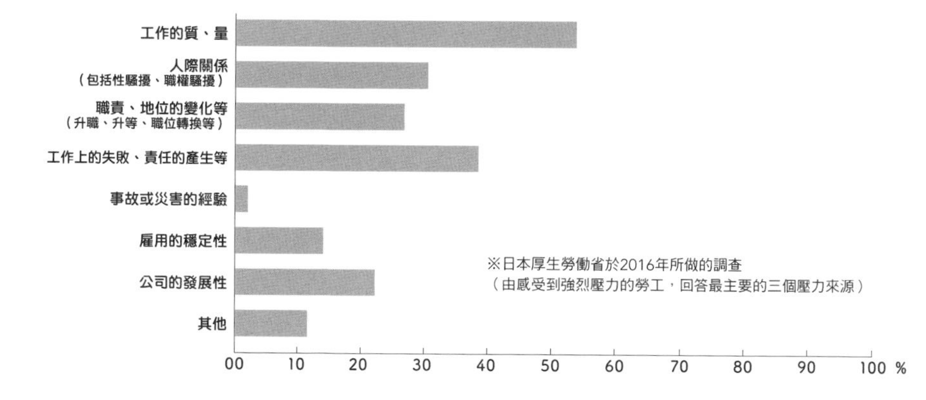

※日本厚生勞働省於2016年所做的調查
（由感受到強烈壓力的勞工，回答最主要的三個壓力來源）

自律神經會在何時變得紊亂？❷

Doctor's Answer

人生階段中有容易紊亂的時期。

女性有幾個需要注意的時期

自律神經和荷爾蒙的分泌有著密切關聯（詳見34頁），因此荷爾蒙失調也是導致自律神經不穩定的一項因素。荷爾蒙的種類很多，其中與人生階段的關係最密切、最重要的就是性荷爾蒙。

以女性來說，最具代表性的女性荷爾蒙：雌激素的分泌，會在青春期時急劇增加，在更年期時急劇減少。此外，雌激素還會伴隨每個月的月經週期增減，懷孕及哺乳期時也會產生不規則的變化。除了雌激素外，名為黃體素的女性荷爾蒙也會隨著月經週期增減。

女性因為荷爾蒙的平衡相當複雜所以容易紊亂，尤其在青春期、懷孕及哺乳期、更年期時，變化尤為激烈。因此在這幾個時期，女性的自律神經也容易變得不穩定。

至於男性，最具代表性的男性荷爾蒙：睪固酮，則不會像女性的雌激素那樣產生太大的變化。可是由於從40多歲開始，睪固酮的分泌就會逐漸減少，所以也有些人會長時間出現男性更年期的症狀，進而導致自律神經變得不穩定。

更年期並非女性的專利，男性也必須多加留意。

與荷爾蒙的變動相關

女性自律神經容易紊亂的時期

女性荷爾蒙會在青春期時激增，在性成熟期達到穩定，在更年期急劇減少，然後在老年期維持少量分泌的狀態。另外，女性還會在哺乳期分泌出特殊的女性荷爾蒙。整體呈現這樣的波形。

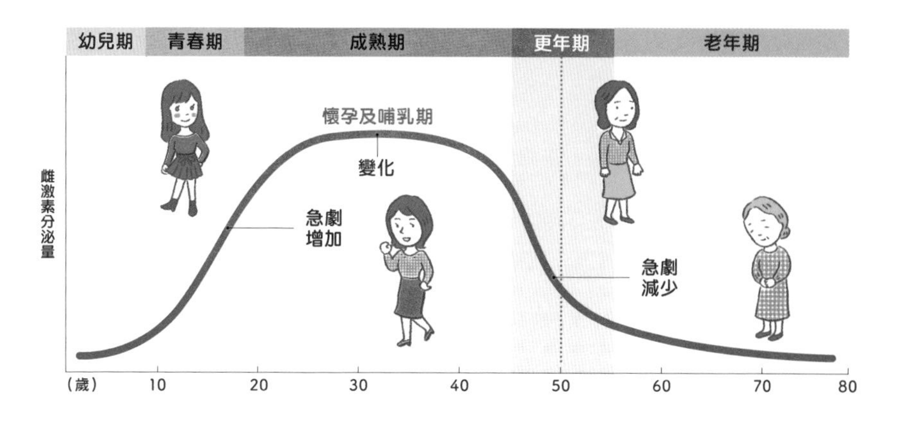

發生期間較女性為長

男性容易紊亂的時期主要在40～60多歲

男性荷爾蒙的分泌儘管會隨著年齡增加而減少，其變化卻較女性來得和緩。可是過了40歲之後，男性也容易出現荷爾蒙失調的狀況，而這段期間稱為男性更年期。

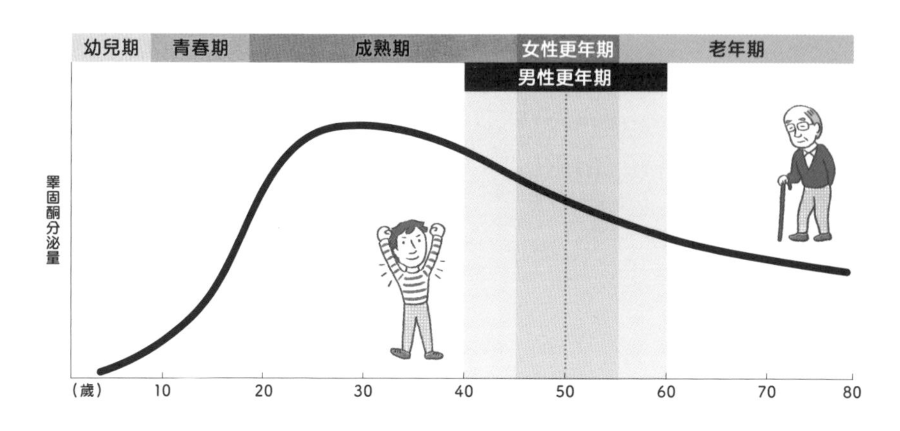

自律神經會在何時變得紊亂？❸

Doctor's Answer

受災害或新冠疫情影響而紊亂的人正在增加。

近年不斷增加的「災害不適」

自律神經紊亂的主要原因，除了先前提過的壓力、與人生階段之間的關係外，還有一個就是在現代社會無法忽視的「災害不適」。「災害不適」是我個人自創的詞，指的是近年來日本發生風險提高的地震、水災，以及威脅全世界的新型冠狀病毒感染症等，因各式各樣的災害所帶來的壓力，導致自律神經失調，產生不安、暈眩、心悸、過度呼吸、失眠、憂鬱等症狀。

就廣義而言，這的確是因壓力所引起的自律神經失調症，不過我認為將這些不適症狀明確定調為受到災害的影響，更容易掌握發病的原因，進而採取確切的處置對策，所以才會提倡「災害不適」這個用語。

尤其在新冠疫情之下，產生被稱為「疫情憂鬱症」的精神症狀的患者人數劇增。左頁為針對本院患者進行是否有產生該症狀的問卷調查結果，居然有占整體約五成的人，都產生了疫情憂鬱症的症狀。

至於地震和水災，如果是實際遭遇過災害的人自然不用說，有些人甚至光是看到電視裡的影像，就會產生災害不適的症狀。希望各位能夠將這種不適感視為災害所引起的自律神經失調症，及早採取應對措施。

不是只有你

新冠疫情下為這些症狀所苦的人正在增加

以下為針對來我診所就診的20～50多歲男女共528名（男性64例，女性464例），進行是否有「疫情憂鬱症」症狀的問卷調查結果。可以看出有症狀者約占整體的五成。

身體想動卻動不起來

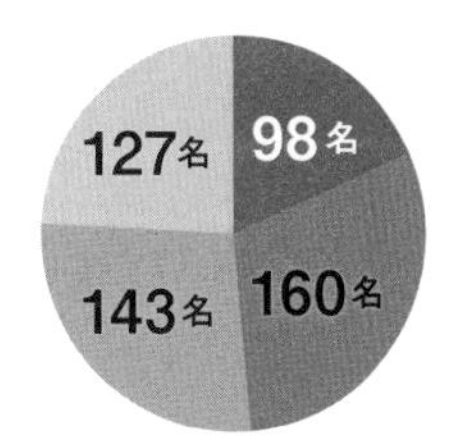

有症狀
49%

明明什麼也沒做卻好累

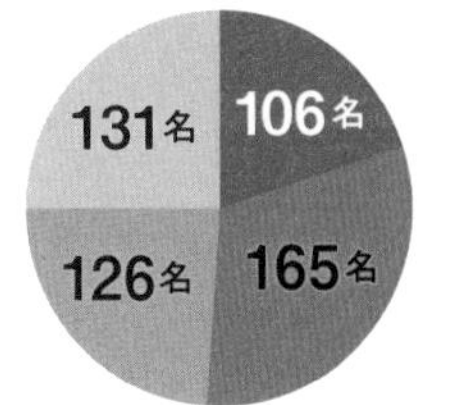

有症狀
51%

沒有食慾／有暴飲暴食傾向

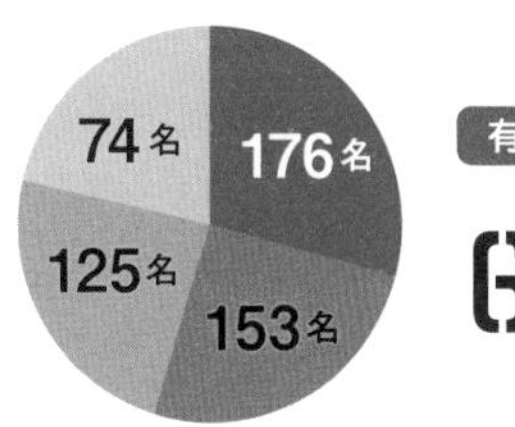

有症狀
62%

頭痛

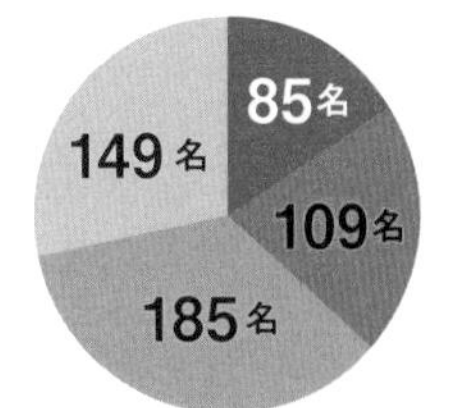

有症狀
37%

時常感到不安

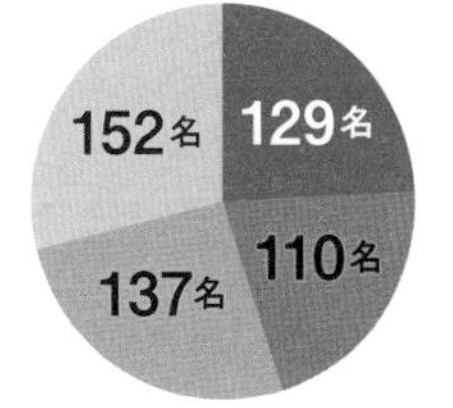

有症狀
45%

睡不著／早上起不來

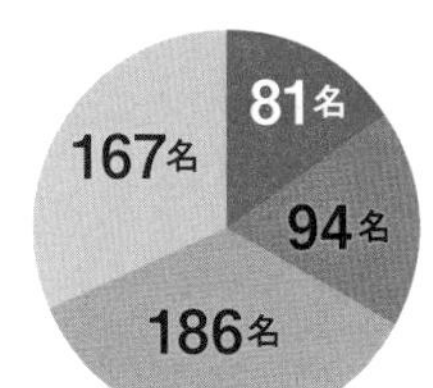

有症狀
33%

※ 此為本院所進行的「疫情憂鬱症」問卷調查結果
★圖例：■非常符合 ■大致符合 ■稍微符合 ■不符合
「有症狀」＝「非常符合」＋「大致符合」

自律神經失調了會如何？❶

Doctor's Answer

出現各種身、心方面的症狀。

可能引起各種身心症狀

自律神經一旦失調，就會出現像是在應該休息的夜間持續處於興奮狀態而睡不著，或是無時無刻都感到煩躁、緊張之類的症狀。相反地，也會在應該活動的白天，產生全身倦怠動不了、精神無法集中等症狀。

人體天生就具備刻劃生物節律的「生理時鐘」，而自律神經本來也作為其中一部分在進行運作。可是自律神經一旦失調，就會和生理時鐘產生分歧，導致實際時間和生理時鐘之間的差距加大，進而出現各種症狀。

而且，因為自律神經遍布全身，所以一旦失去平衡，身心就有可能產生各式各樣的症狀。光是比較常見的症狀就有左頁所列出的那些。身體哪個部位會出現何種症狀，又或者是否有精神方面的症狀伴隨產生，這些都會因人、因時而異。

儘管有這麼多症狀都是自律神經失調症的特徵，然而即使到醫療機關接受檢查，有時還是會找不出明確的異常之處。

由於同樣的症狀也有可能是因為其他疾病所引起，因此如果症狀十分強烈，到醫療機關接受診察，確認是否患有其他疾病非常重要。

每個人的情況大不相同

自律神經紊亂容易引發的症狀

由於自律神經控制了全身的器官，因此一旦失調，身、心方面都會出現各種症狀。而且因為症狀過於多樣，有時也很難察覺原因出在自律神經失調。

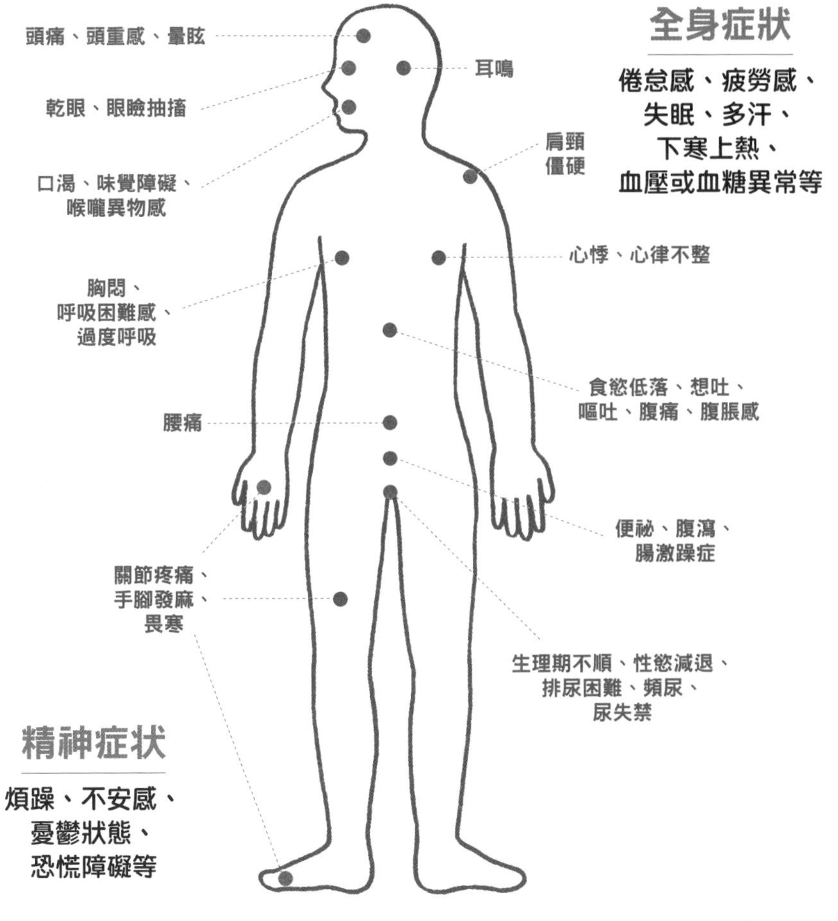

症狀嚴重時請至醫院就診，調查原因。

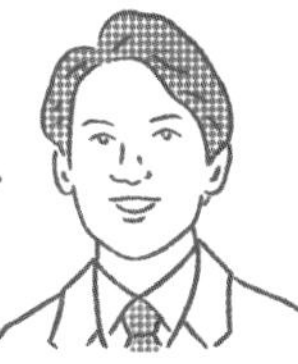

自律神經失調了會如何？❷

Doctor's Answer

全身性症狀有倦怠感、失眠、潮熱、肥胖等。

自覺有以下症狀就要注意！

自律神經紊亂容易出現的全身症狀

失眠

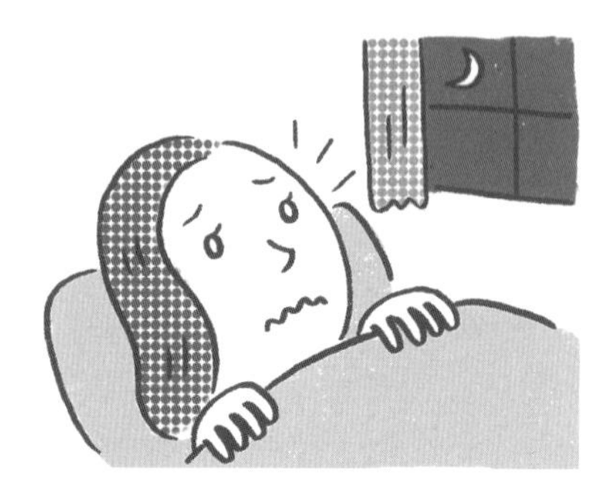

失眠也是自律神經失調容易產生的症狀。因為自律神經紊亂，會使得「睡眠荷爾蒙」褪黑激素的分泌受到抑制而導致失眠。

倦怠感

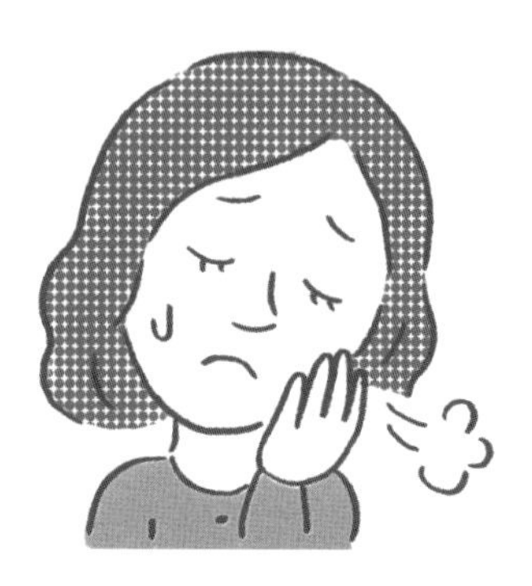

「身體好沉重」、「無力」、「疲倦感揮之不去」這類倦怠感是自律神經失調的代表性症狀。需要特別留意放鬆身心。

其實肥胖也和自律神經有很深的關聯

最常見的全身性症狀是倦怠感、失眠、潮熱、肥胖等。其中倦怠感和失眠，是交感神經和副交感神經切換不順暢所引起的代表性症狀。

潮熱會以手腳的潮熱、臉部的潮熱，以及頭部或上半身頓時發熱的燥熱形式顯現。手腳冰冷和頭部潮熱併發的「下寒上熱」也是常見的症狀。另外，也有顏面急劇潮熱和多汗同時出現、名為「熱潮紅」的症狀。

由於自律神經也負責調節體溫和發汗，因此一旦失調就會出現這些症狀。尤其女性到了更年期，女性荷爾蒙也會產生變動，就更容易引發熱潮紅的症狀了。

聽到肥胖也是自律神經失調的症狀，應該有許多人感到意外吧。當然，並非所有肥胖都是自律神經失調症所造成的，也不是所有自律神經失調症都會引起肥胖。不過，無法憑藉自身意志克制的過度飲食，多數時候都和自律神經失調，尤其是交感神經緊張有很深的關聯。

因為進食和消化器官的運作是由副交感神經所掌控，所以一旦交感神經持續處於緊張狀態，人體為了趕快增強副交感神經以取得平衡，便會使得食慾增加而過度飲食。

這種類型的肥胖，只要讓自律神經穩定下來，就能有效獲得控制。

下寒上熱

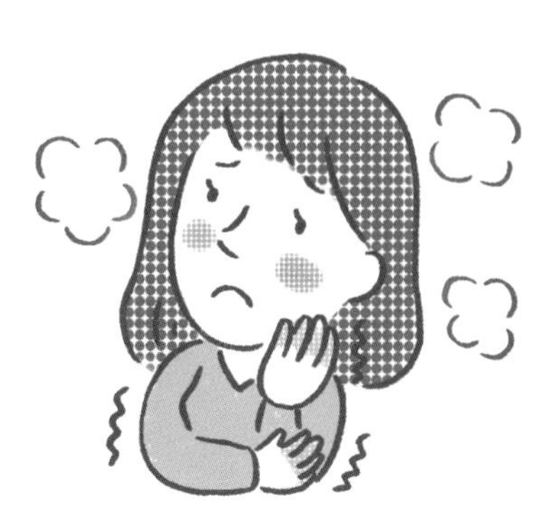

明明手腳冰冷，臉卻會發紅發熱的「下寒上熱」是常發生於女性的症狀，是女性荷爾蒙分泌紊亂所造成的血液循環障礙。

「倦怠感」、「失眠」、「下寒上熱」是自律神經失調所引起的代表性全身症狀。如果因為找不出原因就放著不管，有可能會發展成其他狀況，因此及早應對非常重要。

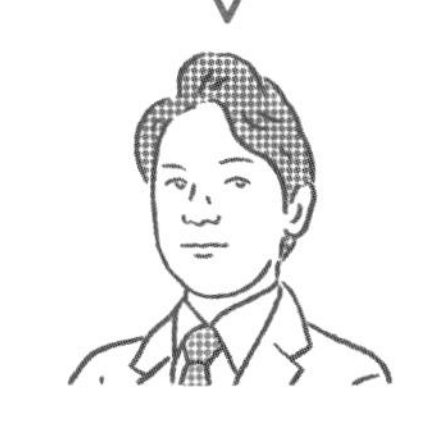

自律神經失調了會如何？❸

Doctor's Answer

局部症狀有偏頭痛、心悸、耳鳴、暈眩等。

有些症狀會和其他疾病混淆

自律神經紊亂容易出現的局部症狀

心悸

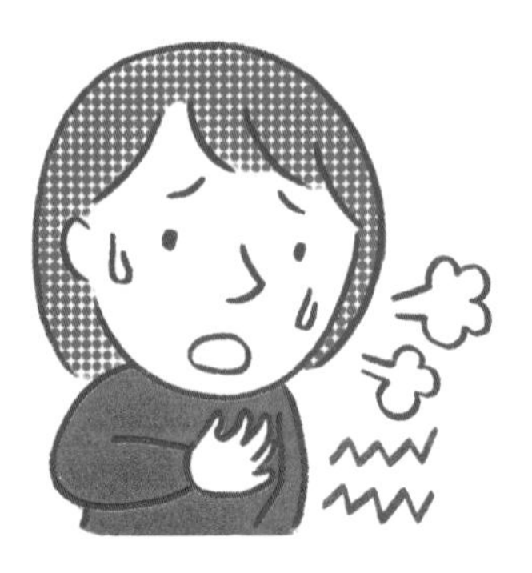

非心臟或血管問題所產生的心悸，經常是因為荷爾蒙異常或心因性所引起。更年期尤其容易發生。

頭痛

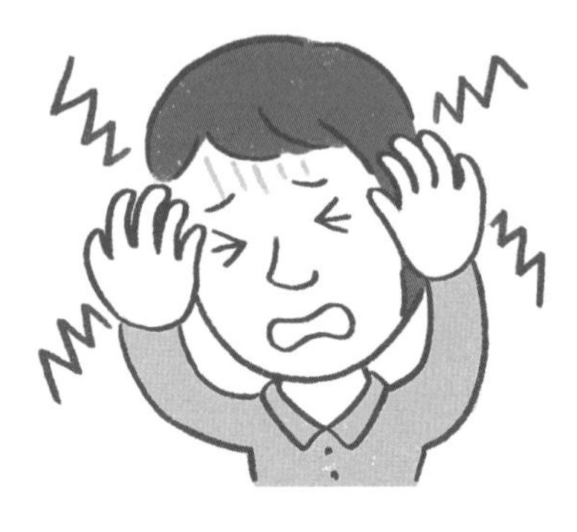

大腦和身體沒有異常下產生的「一次性頭痛」，可能是因為壓力、緊張，或是女性荷爾蒙紊亂所引起。

每個人容易產生的症狀不同

最容易產生的局部症狀為頭痛、心悸、耳鳴、暈眩、頑固的肩頸僵硬等。

常見的頭痛類型有：頭部或頸部後側伴隨壓迫感的緊張性頭痛、左右單側的太陽穴附近刺痛的偏頭痛等。其中，偏頭痛發生在女性身上的例子尤為常見。體質本來就容易偏頭痛的人，多半都會因為自律神經失調而更容易引發症狀。

以頭痛來說，腦中風等重大疾病也可能是造成頭痛的原因。由於分辨不易，請各位千萬不要認為「大概是自律神經失調的關係吧」，務必要到醫療機關確認原因。

耳鳴、暈眩的症狀，多半都是因為耳朵深處的內耳出現問題所引起。雖然也能視為是梅尼爾氏症、突發性失聰這類的內耳疾病，不過這些疾病幾乎都會同時發生耳鳴和暈眩。而如果是自律神經失調，兩者併發的情況雖然也有，不過真要說起來，其中一項症狀單獨發生的例子還是比較多。話雖如此，因為還是很難和內耳疾病區別，所以假使暈眩、耳鳴的情況持續發生，建議還是先接受診察以釐清原因。

肩頸僵硬也是自律神經失調症常見的症狀，而原本就容易僵硬的人，多半都會受更加頑固的肩頸僵硬症狀所苦。

耳鳴、暈眩

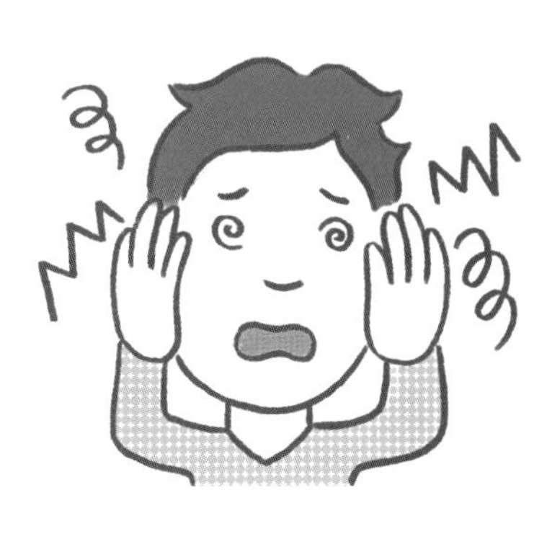

自律神經失調雖然可能引起暈眩、耳鳴，不過耳朵和大腦的疾病也可能是症狀的成因。找出真正原因非常重要。

頑固的肩頸僵硬

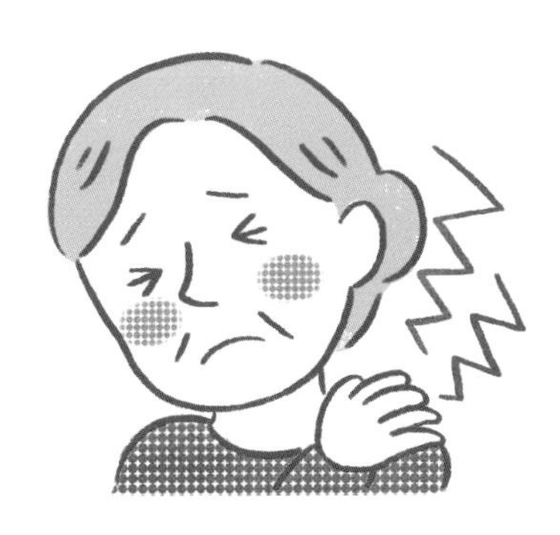

肩頸僵硬受周圍環境的影響極深，堪稱是「人際關係的疾病」。壓力型的肩頸僵硬可藉由漢方藥獲得有效舒緩。

自律神經失調了會如何？❹

Doctor's Answer

消化器官的症狀有便祕、腹瀉、腸激躁症等。

不要全部歸咎於體質

自律神經紊亂容易出現的消化器官症狀

腹瀉

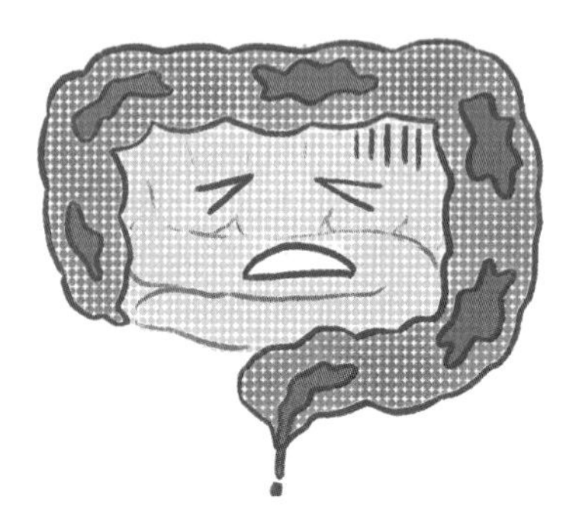

慢性腹瀉的原因多半不明，不過一般認為和自律神經失調很有關係。請留意不要累積壓力，日常生活也要注意保暖。

便祕

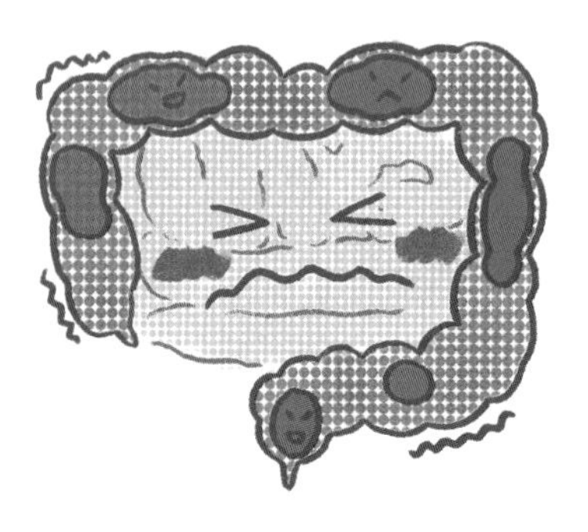

由於腸道是由自律神經所掌控，因此自律神經一旦失調，腸道就會出問題，而便祕也是症狀之一。把便祕當成一種警訊很重要。

關係密切的自律神經與腸道

便祕、腹瀉，以及反覆出現以上兩者的腸激躁症，都是自律神經失調症容易引發的症狀。腸道是由自律神經所掌控，自律神經一旦失調，腸道的蠕動運動（將內容物往前送的運動）就會減弱或是過度旺盛，結果引起便祕或腹瀉。

最近，醫界發現腸道和大腦之間有著密切關聯，並將其稱為「腸腦連結」。自律神經的總司令部也位於大腦，因此自律神經紊亂也容易以腸道不適的症狀顯現。如果是本來就容易便祕或腹瀉的人就很難察覺，不過有些人確實因為將其視為自律神經失調症，在接受治療後獲得改善。

腸激躁症是一種腸道明明沒有發炎或腫瘤，腸道功能卻出現異常的疾病，而其成因與自律神經有很深的關聯。

其症狀有各種類型，像是持續便祕的「便祕型」、持續腹瀉的「腹瀉型」、兩者交替發作的「交替型」等，另外有時也會出現腹部不適、蠕動異常感、腹痛等症狀。

自律神經失調症所造成的便祕、腹瀉、腸激躁症，可透過同時進行穩定神經的自我照護和醫學治療獲得有效改善，因此建議最好至醫療機關接受診察、尋求協助。

腸道是由自律神經控制，因此會對自律神經的紊亂敏感地產生反應。假使有慢性便祕、腹瀉、腹痛的症狀，做過檢查卻又查不出原因，那麼最好當成是自律神經失調的一種警訊來進行處置。

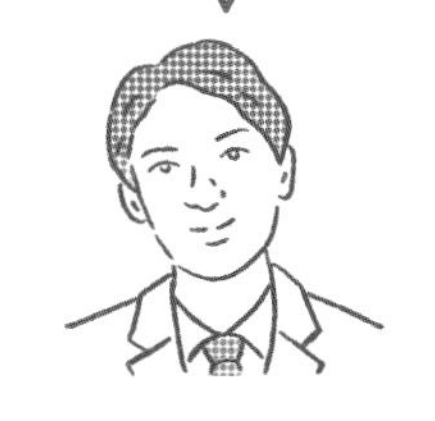

腸激躁症

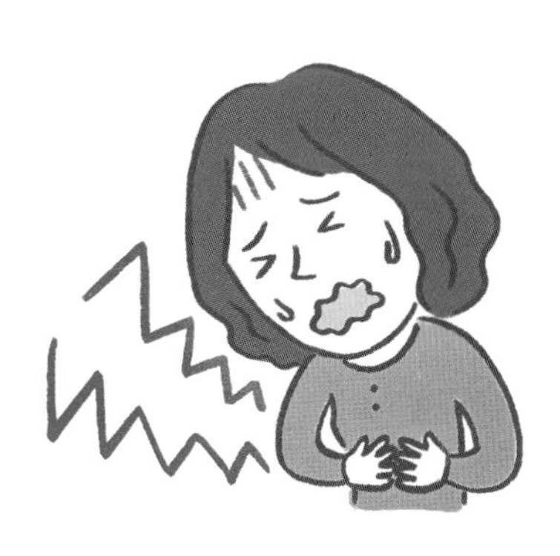

明明沒有發炎或潰瘍，腸道卻感到不適的狀態。假使出現慢性的便祕、腹瀉、腹痛症狀，那麼有可能是自律神經失調了。

自律神經失調了會如何？❺

Doctor's Answer

精神症狀有煩躁、不安感、憂鬱狀態、過度呼吸等。

不要全部當成是「壓力的錯」

自律神經紊亂容易出現的精神症狀

煩躁

不安感

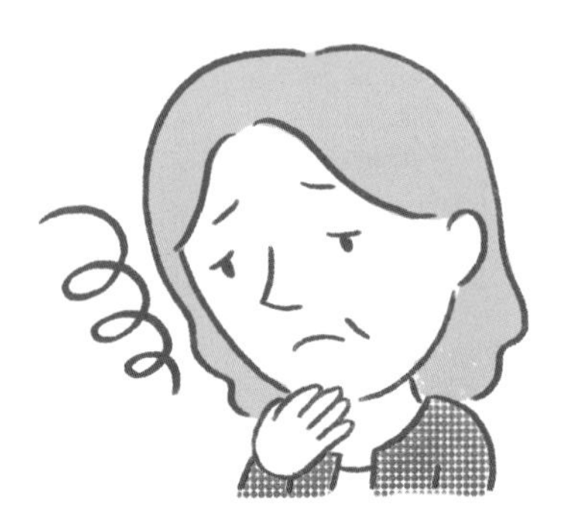

自律神經失調容易變得心情煩躁。由於這樣的症狀也常見於心因性疾病，因此症狀過於嚴重時請至身心科接受診察。

很多人會對將來的各種事情，產生毫無根據的不安感。也有人會出現感到強烈不安、敏感、專注力低落、頭痛的症狀。

女性多會出現過度呼吸、喉嚨異物感

如同先前所提過的，煩躁也是自律神經失調症的代表症狀之一。煩躁雖然是日常生活中也會出現的症狀，不過如果患有自律神經失調症，就會變得經常為了一點小事感到極度不耐煩，或是沒來由地感到焦躁。不安感也是一樣，患者會受到沒有根據的不安感侵襲，或是為了小事情變得非常不安。另外，沒來由地心情低落、陷入憂鬱狀態的例子也很常見。

除此之外，女性的自律神經失調症還經常會出現過度呼吸、喉嚨異物感的症狀。所謂過度呼吸（過度換氣症候群）是一種因強烈不安或緊張而反覆劇烈呼吸的狀態，因為這時血液會偏向鹼性，所以會引發呼吸困難、心悸、手腳麻痺等症狀。發作時，要淺而緩慢地呼吸，並且拉長吐氣的時間。

過度呼吸本身雖然是呼吸道症狀，但多半都是因自律神經失調症及精神方面的因素所引起。除了進行穩定自律神經的自我照護，也務必至身心科接受治療。

喉嚨異物感是實際上喉嚨裡並沒有東西，卻產生有東西卡在裡面的感覺，在漢方醫學中稱之為「梅核氣」。漢方醫學認為該症狀是源於氣（生命能量）的鬱滯，只要在穩定自律神經的同時飲用以大量芹菜做成的湯品，即可有效緩解症狀。

憂鬱狀態

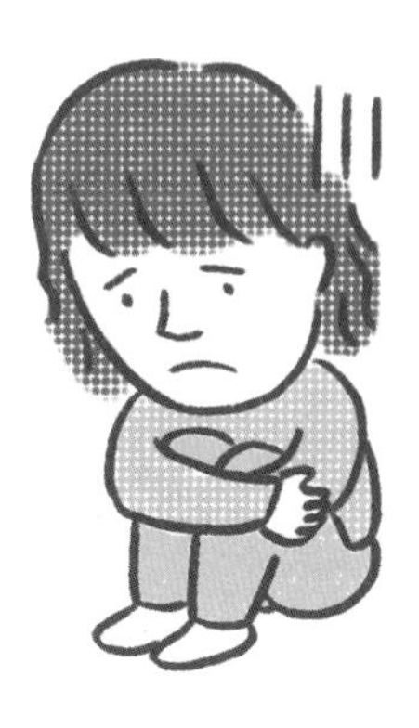

憂鬱症是一種會感到強烈不安或鬱悶感的慢性情緒障礙。請盡可能減輕壓力，設法放鬆身心。

恐慌障礙

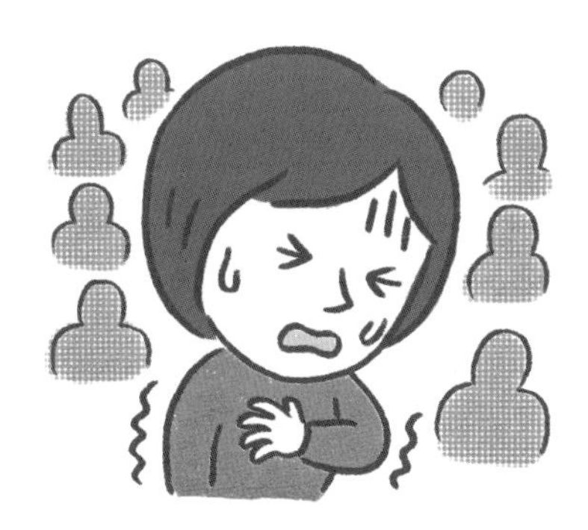

這種疾病會沒來由地突然感到強烈的不安，有時自律神經失調也會導致發作。會出現心悸、呼吸困難、暈眩、發汗等症狀。

和自律神經密切相關的荷爾蒙是什麼？❶

Doctor's Answer

與全身臟器所分泌出來的多數荷爾蒙都有關。

協同運作的自律神經與荷爾蒙

和自律神經共同合作控制身心的是荷爾蒙（內分泌系統）。兩者雖然都會因應狀況去調整體內環境，不過相對於迅速發揮作用的自律神經，荷爾蒙因為是被血液運送至目的部位產生作用，所以效果較為緩慢。

一般所稱的「荷爾蒙」分為兩種，一種是從全身臟器分泌出來的狹義的荷爾蒙，另一種是被使用在神經傳導上的腦內荷爾蒙（神經傳導物質）。這裡會從廣義的角度來介紹這兩種荷爾蒙。

從廣義的角度來看，主要的荷爾蒙如左頁所示。有＊記號的是腦內荷爾蒙，其一部分被使用在自律神經的神經細胞間的傳導上（詳見36頁）。至於其他的荷爾蒙，也是被分泌出來和自律神經的運作產生連動，或是以承接其作用的形式在運作。

自律神經的總司令部位於腦和腦之間、名為下視丘的位置，而這個部位同時也是荷爾蒙的總司令部（下視丘下方名為腦下垂體的部分是荷爾蒙的中樞）。另外，免疫系統的中樞也同樣位在視丘下方。

由於總司令部都在相同的位置，一旦自律神經和荷爾蒙其中一方變得不穩定，另一方也容易受到影響。因此，要盡可能過著讓雙方都能保持穩定的生活。

對彼此的影響很深

自律神經和荷爾蒙的司令塔相同

自律神經系統和集結分泌各種荷爾蒙的腺體的內分泌系統、免疫系統，都受到間腦內的下視丘控制，所以彼此容易互相影響。

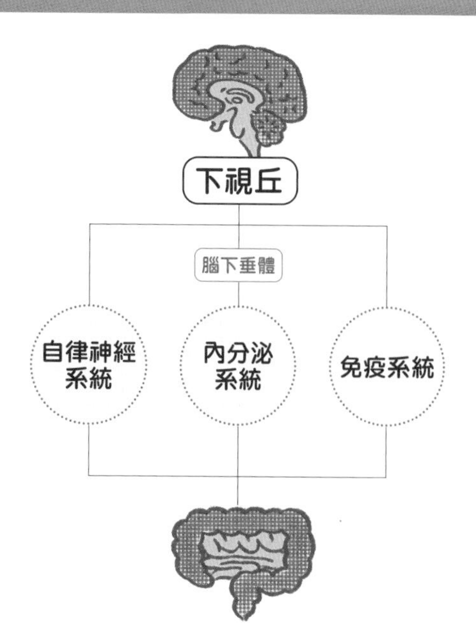

和自律神經一同調節身體

全身所分泌的各種荷爾蒙

荷爾蒙是從全身器官分泌出來，透過血液移動的物質。另一方面，神經傳導物質則被稱為腦內荷爾蒙，主要在腦內發揮作用。這裡會從廣義的角度，將神經傳導物質也當成荷爾蒙進行介紹。

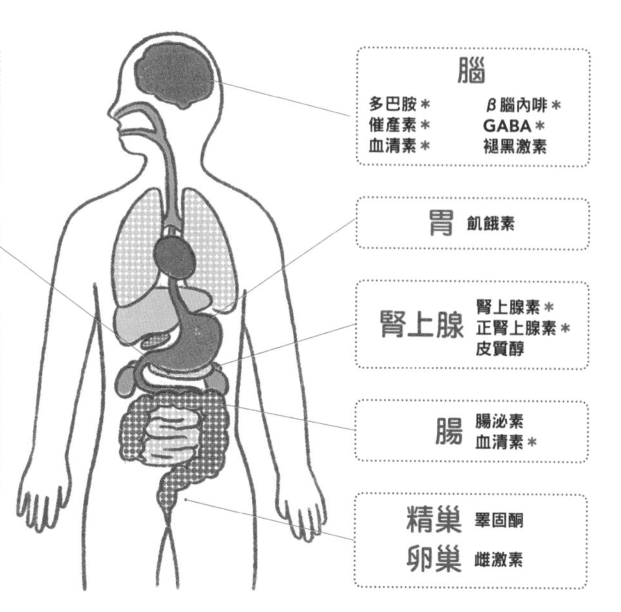

＊腦內荷爾蒙（神經傳導物質）
=詳見下一頁

和自律神經密切相關的荷爾蒙是什麼？❷

Doctor's Answer

與某些腦內荷爾蒙的關係尤深。

作用於自律神經的情報傳遞

遍布全身的自律神經並非呈現完全相連的線狀，而是由許多神經細胞串連組成。

然後，神經細胞之間有著微小的縫隙。

負責傳遞情報的物質會往來於縫隙之間，順暢地將情報傳遞出去。而被用來傳遞的物質就是腦內荷爾蒙（神經傳導物質），其主要種類如左頁所示。

在這之中，與自律神經關係特別深的是乙醯膽鹼和正腎上腺素。乙醯膽鹼是在交感神經和副交感神經的細胞間，正腎上腺素則是在交感神經和組織間傳遞情報。其他的腦內荷爾蒙也都會和自律神經協同運作。

雖然左頁沒有列出，不過還有一種名為「食慾素」的腦內荷爾蒙近來特別受到關注。食慾素是一種會讓人保持覺醒狀態的荷爾蒙，目前已知還具有發揮幹勁的作用，以及療癒壓力所造成之心靈創傷的效果。

一般認為，食慾素可透過仔細咀嚼品嚐規律的飲食、享受嗜好和運動等來促進分泌量增加，而這些行為對於穩定自律神經也很有效果。讓我們一起以既可穩定自律神經，也能增加食慾素分泌的生活為目標吧。

每種都很重要

腦內荷爾蒙的主要種類和作用

在腦中運作的「神經傳導物質」又名「腦內荷爾蒙」。腦內荷爾蒙所傳遞的情報種類、數量，會決定當下的心理狀態。只要腦內荷爾蒙平衡運作，心情就能維持穩定。

乙醯膽鹼

能讓神經興奮，與意識、智能、覺醒、睡眠等有關。多半存在於大腦皮質和大腦基底核。

多巴胺

能讓大腦覺醒、精神活動變得活躍，也與快感、喜悅等相關。生成順序為：多巴胺⇒正腎上腺素⇒腎上腺素。

正腎上腺素

有強大的覺醒力，與關注、不安等有關。自腎上腺髓質分泌出來。

腎上腺素（adrenaline）

英文別名為epinephrine。在腦之外，是從腎上腺釋放到血液中。與自律神經的調節有關。

GABA

胺基酸的一種，廣泛分布於中樞神經系統。與情感、情緒、睡眠、覺醒等許多方面都有關聯。

血清素

必須胺基酸的一種，由色胺酸合成。與情感、情緒、睡眠、覺醒等有關。

催產素

與愛情、信賴感等相關。也有促進母乳分泌的作用。自腦下垂體分泌出來。

β 腦內啡

具有和嗎啡類似的鎮痛效果，又被稱為腦內麻藥。存在於腦下垂體等。

壓力也會影響腦內荷爾蒙的作用，必須留意。

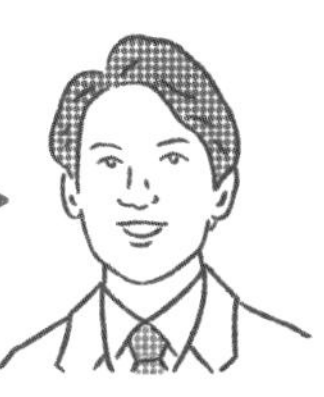

Column

「天文書籍」可有效緩解不安

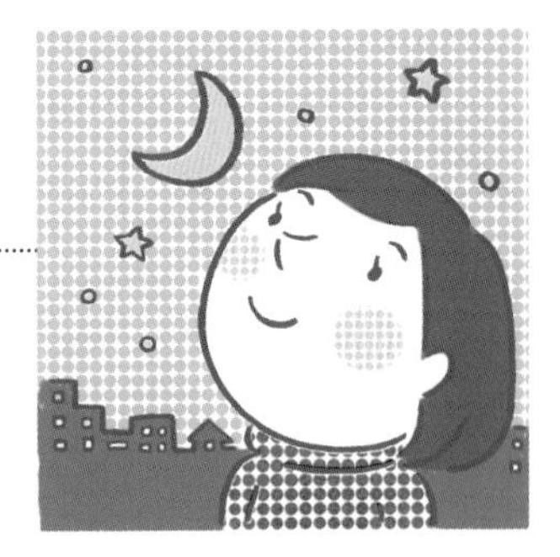

　　並非真的具體發生了什麼事，但就是莫名感到不安、心緒不寧……你是否也過這種經驗呢？而且因為原因不明，所以也不知從何解決。

　　又或者，儘管知道煩惱的原因是什麼，卻愈想愈是心情低落，被無從宣洩的不安所籠罩。

　　每當遇上這種情形，我都會閱讀「天文書籍」。雖然自己在地球上的一個小角落快要被不安所擊潰，可是宇宙中有著地球所在的太陽系、太陽系所在的銀河系，以及無數個像銀河系一樣的銀河……一想到這裡，我便會為浩瀚無垠、廣大到幾乎令人輕微暈眩的宇宙所折服。

　　看著天體的圖片，讓思緒馳騁在宇宙之中，會讓人感覺到自己的不安和煩惱甚至比一粒沙子還要微小，心情也就很奇妙地逐漸平靜下來。

　　建議各位可以在身邊擺一本有很多圖片的天文書籍，在心緒不寧或心情低落時拿起來翻閱。

Chapter

02

自律神經失調症的五種類型

自律神經失調症有哪些類型？❶

Doctor's Answer

現代人常見的類型多達五種。

符合最多的是哪一個？

類型判別檢測

以下是我在實際進行診療的過程中，分類出來的自律神經失調症的各種類型。A～E這五類，是我針對患者的性格、症狀等進行分析，最後得出的結果。請各位先試著檢測看看。

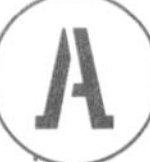

A

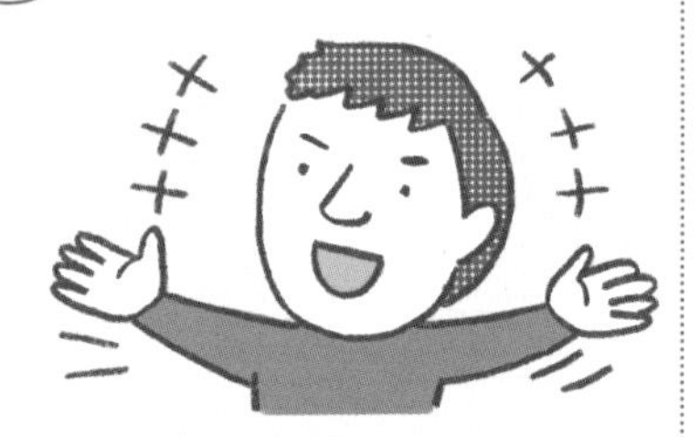

- □ 對事物的反應敏感
- □ 說話滔滔不絕、走路很快
- □ 平時經常感受到壓力
- □ 為了小事情而煩躁
- □ 會畏寒、肩頸僵硬、頭痛

B

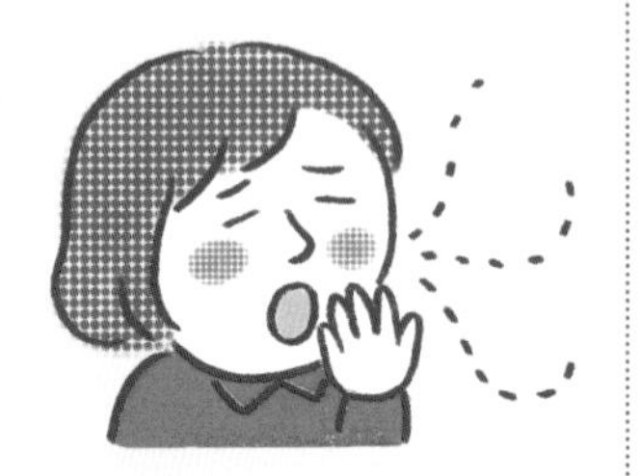

- □ 倦怠感強烈
- □ 容易食慾不振
- □ 經常晚睡
- □ 早上很難爬起來
- □ 白天會有睡意

試著檢測自己屬於何種類型吧

自律神經失調症的原因和症狀都很多，因此透過分類，可以幫助我們更容易找出自己的主要原因和症狀類型。

分類方式有很多種，不過這裡會介紹最常見於現代人的五種類型。

以下是列出各個類型之特徵的檢測表，請勾選符合你自身情況的項目。A～E哪一個的勾選數目最多，你就是屬於哪一型。

至於具體而言是何種類型，將會在下一頁進行說明。

C

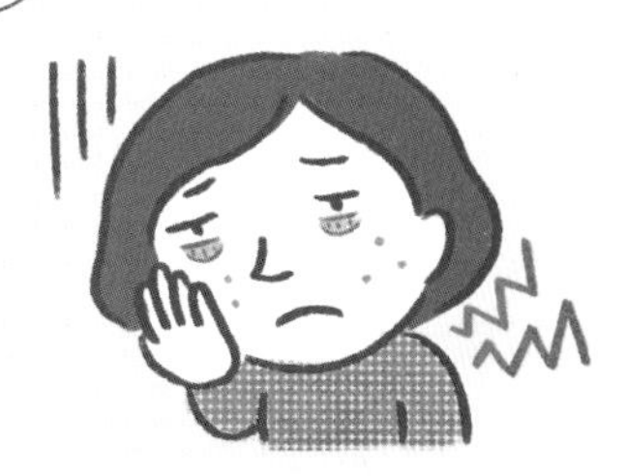

- □ 容易肩頸僵硬
- □ 眼下經常掛著黑眼圈
- □ 容易長斑
- □ 情緒低落
- □ 處於青春期or產後or更年期

D

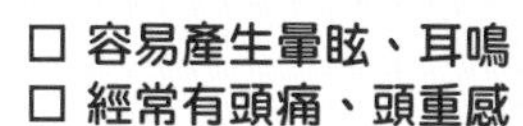

- □ 容易產生暈眩、耳鳴
- □ 經常有頭痛、頭重感
- □ 渾身無力，提不起幹勁
- □ 每到換季就會感到不適
- □ 下雨天或颱風來臨就會生病

E

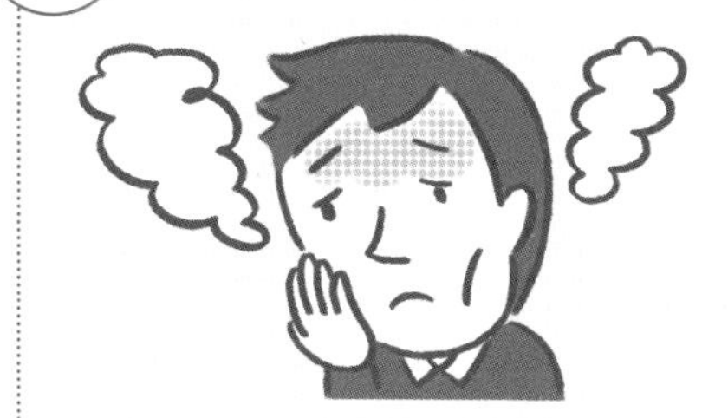

- □ 非常認真負責
- □ 經常壓抑情感
- □ 有強烈的不安感
- □ 說話聲音細小
- □ 不只是實際遭遇災害，光是看到災害的新聞報導也會感到不適

自律神經失調症
有哪些類型？❷

Doctor's Answer

可經由檢測結果得知屬於哪一型。

＼ 符合最多的是哪一個？ ／

自律神經失調症的五種類型

勾選數目最多的就是你的類型。只不過，如果有勾選數目幾乎相同的類型，就是屬於複合型。這時，請參考兩種類型的因應對策。

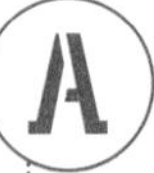

項目符合最多的人

⇩

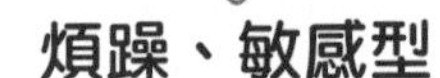

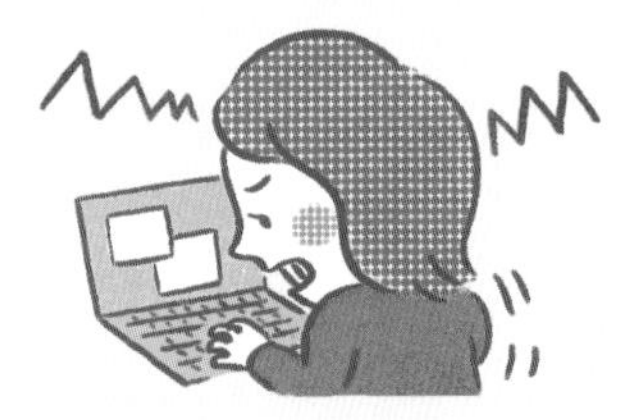

因為責任感強、時常感到緊張，所以容易心情煩躁。明顯特徵有畏寒，以及因此產生的頭痛和腸胃障礙。

⇒詳見44～47頁

B

項目符合最多的人

⇩

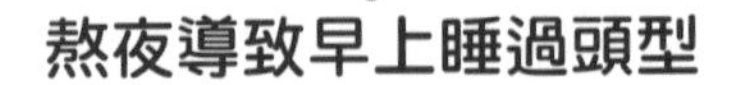

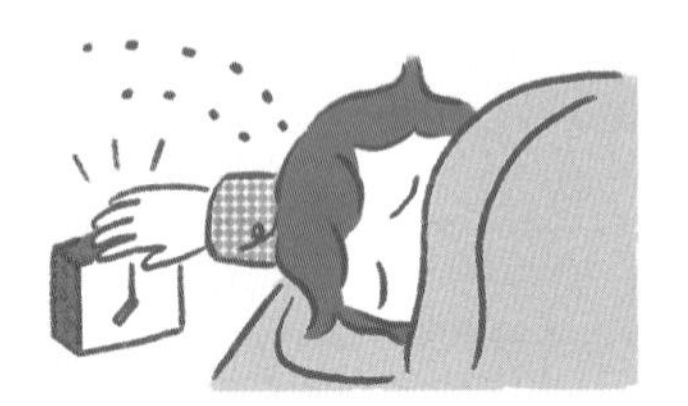

特徵有生理時鐘混亂、肥胖、失眠、缺乏專注力等。有長時間上網、打遊戲的傾向。

⇒詳見48～51頁

了解屬於哪一型就能採取有效對策

40～41頁的A～E之中，勾選數目最多者就是你的類型。

A是深受日常壓力所影響的「煩躁、敏感型」，B是深受生活節奏混亂影響的「熬夜導致早上睡過頭型」。C是深受荷爾蒙影響的「荷爾蒙平衡型」，D是深受天候和氣壓變化影響的「天氣、氣候型」，E是深受遇災經驗或接觸災害資訊影響的「災害不適型」。

從下一頁開始，會介紹各種類型更為詳細的特徵，以及有效的因應對策。

C

項目符合最多的人

⇩

荷爾蒙平衡型

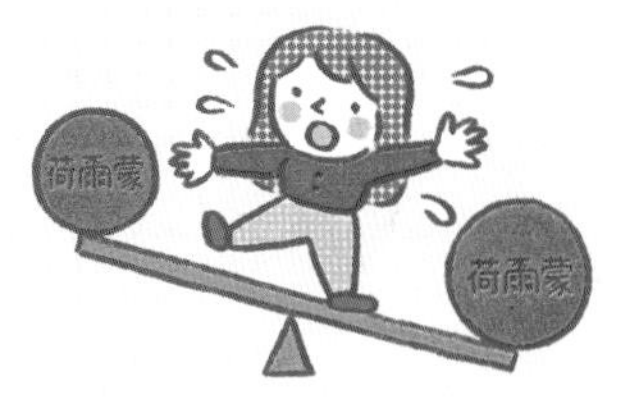

人生階段的變化、壓力等因素使得荷爾蒙失調，身心皆處於不穩定狀態。

⇒詳見52～55頁

D

項目符合最多的人

⇩

天氣、氣候型

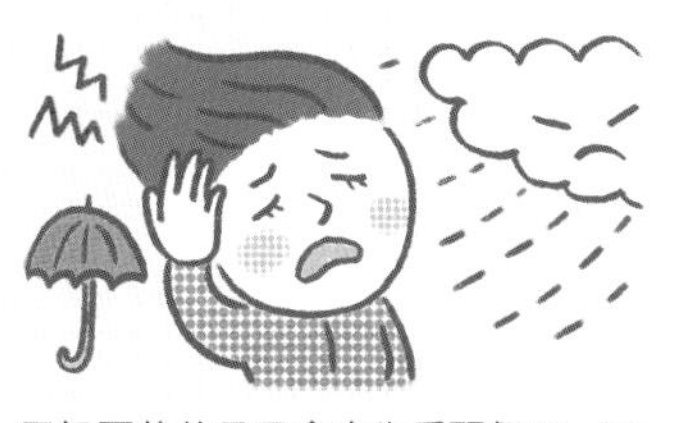

天氣不佳的日子會產生肩頸僵硬、頭痛、不安感、倦怠感等症狀。一般認為容易受到氣壓的影響。

⇒詳見56～59頁

E

項目符合最多的人

⇩

災害不適型

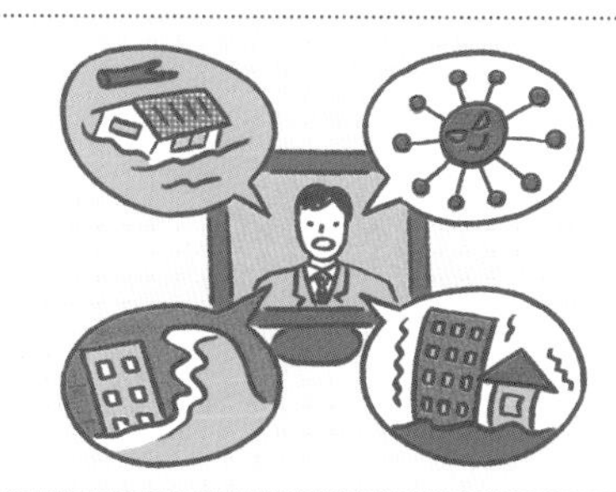

因為曾經遭遇災害，或沒有經驗仍光是聽聞災害資訊，就出現自律神經失調的症狀。

⇒詳見60～63頁

A 煩躁、敏感型的特徵是？

Doctor's Answer

人際壓力等使得交感神經過於旺盛。

多屬於做事迅速俐落的能幹者

像是人際關係、工作上的煩惱、緊張等，深受日常壓力影響而導致交感神經過於旺盛是屬於「煩躁、敏感型」。

這種類型的人有對於事物過於敏感的傾向，特徵是說起話來滔滔不絕，走路速度也很快。連以患者身分接受醫師診察時，也會劈哩啪啦一直說個不停。

這類人多半有著做事迅速俐落的優點，可是相反地，也有因為易怒而讓周圍其他人不敢親近的一面，所以要特別留意。

除此之外，還經常會出現左頁列出的症狀。

這種類型的人多半個性急躁，一旦認定就會堅持到底。

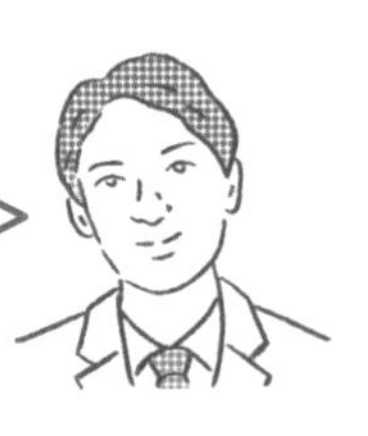

要特別注意

煩躁、敏感型的特徵

「煩躁、敏感型」的人多半責任感強，體力很好。即使出現頭痛、腸胃障礙等症狀，也會忍著身體上的些微不適繼續往前衝，特徵是容易因為渾身散發緊繃感而與周圍的人產生摩擦。

易怒

有因內臟發寒使得情緒敏感、容易為了小事情生氣，因人際關係感受到壓力、多疑、想要與他人保持距離的傾向。

容易出現伴隨肩頸僵硬的頭痛

頭痛多半因身體發寒所引起，而且容易伴隨肩頸僵硬的症狀。一般認為原因是出自水分的代謝能力低下，因此也有人會為水便腹瀉所苦。

有手腳或腸胃寒冷的問題

許多人都會意識到自己手腳冰冷，不過也有人因為體力很好而沒有自覺症狀，實際上卻有腸胃寒冷的毛病。特徵是臉色不佳，頭髮或皮膚沒有光澤。

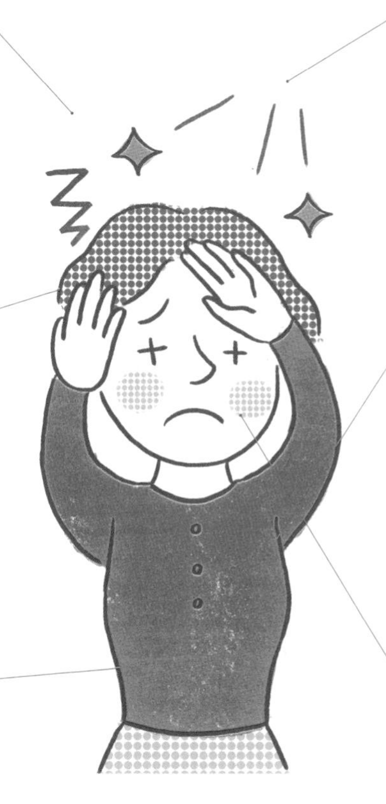

對聲音或光線敏感

控制心臟和血管的自律神經失調，使得大腦的血流不暢，進而導致大腦處於敏感狀態，會對聲音或光線敏感地產生反應。

容易胃灼熱

自律神經失調使黏液分泌減少，造成胃黏膜的抵抗力降低（交感神經過於旺盛）或胃液（胃酸）分泌增加，而引發胃灼熱或胃痛的症狀。

經常打嗝

和胃灼熱一樣，因自律神經失調使得胃酸分泌過多，刺激到腦神經之一的舌咽神經，而變得經常打嗝。

A 煩躁、敏感型的對策有？

Doctor's Answer

建議採取這些能夠舒緩交感神經的對策。

試試看吧

三個重點建議

對於「煩躁、敏感型」的人，我會希望患者可以先注重保暖。身體暖和了，人際關係也會隨之緩和起來。如此一來，人際關係所帶來的壓力也會減輕，漸漸地產生好的循環。

Point 1 日常生活要注意保暖

要解決畏寒的問題，讓脖子、手腕、腳踝這三處保持溫暖十分重要。因為這三個部位聚集了許多大血管和能夠促進血液循環的穴道，所以使其保暖有助於將溫暖的血液送至全身，頭痛和肩頸僵硬的問題也會因此獲得改善。夏天吹冷氣時，也要記得保暖這三個部位。

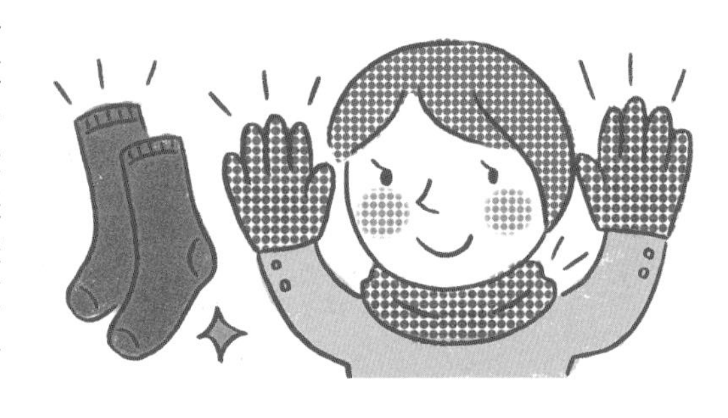

畏寒的問題解決了，情緒也會緩和

「煩躁、敏感型」的人最大的問題就是「畏寒」。交感神經一旦過於旺盛，就會肌肉僵硬、血液循環不佳，進而變得容易怕冷。煩躁、敏感型的人雖然看似精神奕奕、體溫也很高，但其實大多有著嚴重的體寒問題，而這一點又會使得交感神經亢奮，結果產生了惡性循環。

預防畏寒有助於放鬆亢奮的交感神經、增強副交感神經，讓自律神經容易達到平衡。除此之外，也能緩和肌肉僵硬所引起的頭痛。還有，促進血液循環也是有助解決畏寒問題的一大重點。

Point 2 透過飲食生活改善頭痛

如果是因畏寒而引發的頭痛，會建議食用薑、鯖魚和沙丁魚等青皮魚。積極攝取這些食物，可有效改善畏寒和頭痛的問題。薑有保暖效果，青皮魚中所含的Omega-3脂肪酸則除了改善血流外，還有活化腦部機能的功用。罐頭的青皮魚也OK，建議各位可以多多食用。

Point 3 促進血液循環，打造抗壓的身體

能夠溫暖腸胃、擴張血管讓血流順暢，並且強化微血管的飲料，是溫暖的飲料和碳酸水。令人意外的是，碳酸水在被胃黏膜吸收後，有著擴張血管、促進血流，讓體溫上升的功效。運動和泡澡也有改善血流的效果。血液循環變好，免疫力就會提升，抗壓力也會隨之增強。

提升體內溫度（深層體溫）有助於調整自律神經。

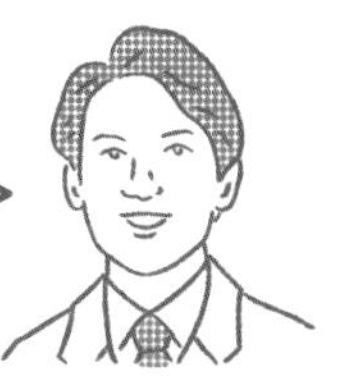

B 熬夜導致早上睡過頭型的特徵是？

Doctor's Answer

紊亂的生理時鐘對自律神經造成影響。

生理時鐘若不重新設定會不斷推延

生理時鐘的機制是大腦的一部分和身體器官連動，在約莫24小時的週期內讓身心的運作產生變化，並且和自律神經有著密切關聯。

問題在於「約莫24小時」，如果放著不管、不重新設定，生理時鐘的週期就會走得比24小時稍長一些，然後不斷往後推延。

「熬夜導致早上睡過頭型」的人便是生理時鐘的推延影響到自律神經，結果導致失去平衡。一如其名，這類型的人會陷入反覆熬夜和早上睡過頭的惡性循環中。其成因出自左頁所列出的生活習慣。

早上起床後要馬上拉開窗簾，沐浴早晨的陽光。

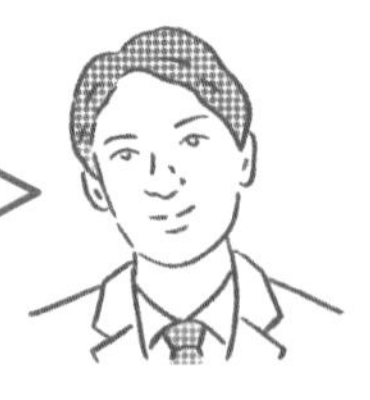

要特別注意

熬夜導致早上睡過頭型的特徵

「熬夜導致早上睡過頭型」的人有變得容易發胖、情緒起伏變大的傾向。另外也會產生肩頸僵硬、倦怠感等症狀，而這種狀態持續久了，還有招致糖尿病等生活習慣病的危險性。

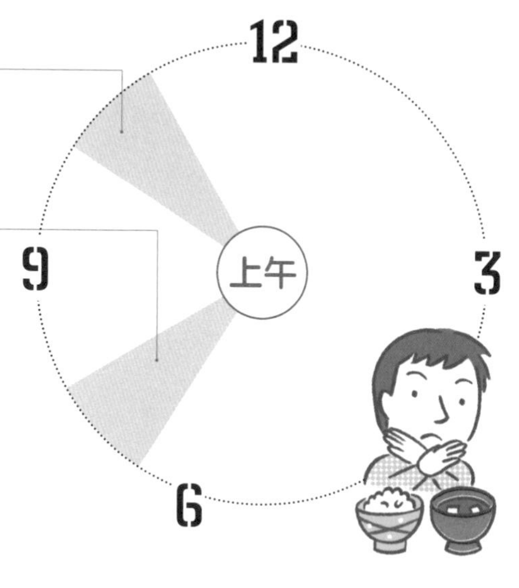

白天幾乎不外出

多半屬於不喜歡出門的人，再加上最近居家辦公的實施，讓白天幾乎不外出也成為特徵之一。

不吃早餐

這類人多半因為早上很晚起，不然就是睡到快出門才起床，所以就不吃早餐。

生活不規律

由於總是拖到很晚才睡覺，因此早上起床的時間也不固定，生活節奏逐漸傾向紊亂。

12

9

下午

3

6

會長時間午覺

因為這類人多半也有睡眠障礙的問題，晚上會睡不好，所以白天會遭到強烈的睡意侵襲。

睡前還在看手機

假使有上床後還看手機的習慣，大腦就會受到藍光的刺激而清醒，變得遲遲無法入眠。

一不小心就熬夜

本來照理說一到晚上，副交感神經就會處於優勢，讓身體進入休息模式，可是卻因為交感神經持續處於優勢而導致沒有睡意。

B 熬夜導致早上睡過頭型的對策有？

Doctor's Answer

利用早餐和日光浴重新設定生理時鐘。

試試看吧

三個重點建議

「熬夜導致早上睡過頭型」的對策重點是「晨活」，也就是早點起床曬太陽、吃早餐。也很推薦到附近的超商買早餐，順便散步。

Point 1 解決熬夜問題就從早起開始

首先第一步，就從將夜型的生活習慣切換成晨型開始。在習慣之前雖然會覺得很痛苦，不過無論多晚睡，早上都請務必在固定的時間起床。起床之後，要馬上拉開窗簾沐浴晨光。白天即使很想睡覺也要忍耐。只要持續堅持下去，狀況就會慢慢有所改善。

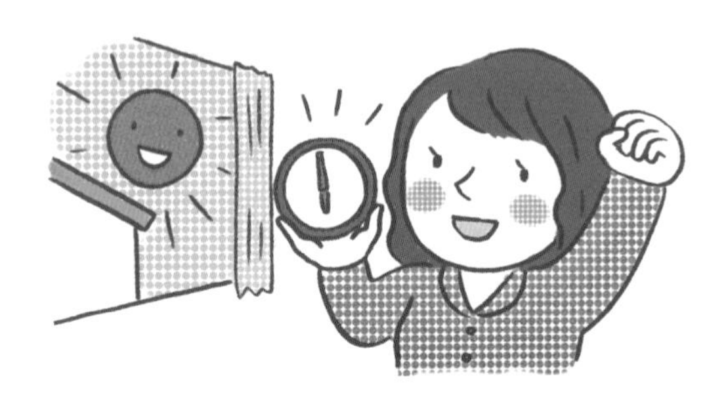

透過小小的改變，慢慢將生理時鐘調整回來

早晨的陽光是人體生理時鐘的「重設開關」。早點起床曬曬太陽，可以修正生理時鐘，使其逐漸恢復正常。即使是陰天或下雨天，也可以拉開窗簾讓外面的光線照射進來。

熬夜導致早上睡過頭型的人大多沒有吃早餐的習慣，但其實早餐也是生理時鐘的重設開關。只要攝取富含色胺酸這種胺基酸的食物，會在夜晚適當的時間催促人體入睡、名為褪黑激素的荷爾蒙便容易被生成出來。儘管一開始會覺得痛苦，還是建議養成早上固定時間起床的習慣。

Point 2 準備輕便的早餐

要沒有習慣吃早餐的人，突然做一頓營養均衡的早餐來吃實在太高難度了。早餐可以簡單一點沒關係。建議選擇優格、納豆、香蕉等輕便又富含色胺酸的食物。仔細咀嚼後再吞嚥，也有幫助大腦清醒的效果。

Point 3 建議早上「穿拖鞋散步」

說到沐浴晨光為什麼對人體有益，是因為這麼做，能夠促進有調節生理時鐘之效的褪黑激素分泌。早上遲遲無法清醒的人，建議起床之後可以馬上到附近商店買早餐，來一趟輕鬆的「穿拖鞋散步」。這樣既可曬太陽又能吃早餐，可說是一石二鳥。

無論假日或平日都要早睡早起這一點很重要。

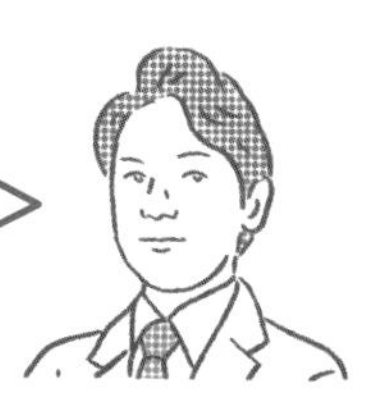

Q 荷爾蒙平衡型的特徵是？

Doctor's Answer

不穩定的荷爾蒙平衡會擾亂自律神經。

造成女性荷爾蒙等荷爾蒙失調

如同第1章中所敘述的，女性尤其經常出現因荷爾蒙不平衡導致自律神經失調的例子，而這就是「荷爾蒙平衡型」的自律神經失調症。因此，患者常會在女性荷爾蒙容易紊亂的青春期、更年期，以及每個月的經期前後產生不適。

自律神經失調也和女性荷爾蒙以外的荷爾蒙有關。比方說，被稱為「幸福荷爾蒙」的血清素一旦不足，就容易為了一點小事心情沮喪；睡眠不足的狀態如果一直持續，飢餓荷爾蒙也就是飢餓素就會過度分泌，導致變得容易暴飲暴食等，這些不適症狀也都和自律神經息息相關。

不要覺得「這也是無可奈何」而放棄希望，請積極地設法解決。

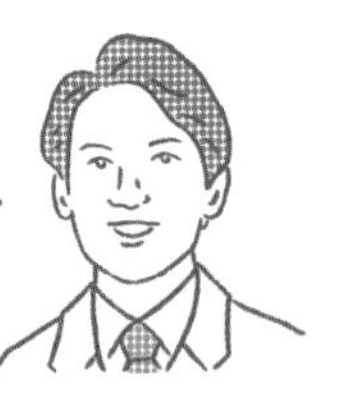

要特別注意

荷爾蒙平衡型的特徵

這種類型的症狀，大多會以「想停止卻停止不了」、「想做卻沒辦法做」這類無法憑自身意志控制的狀況顯現。而其所帶來的壓力，又會讓症狀變得更加嚴重。

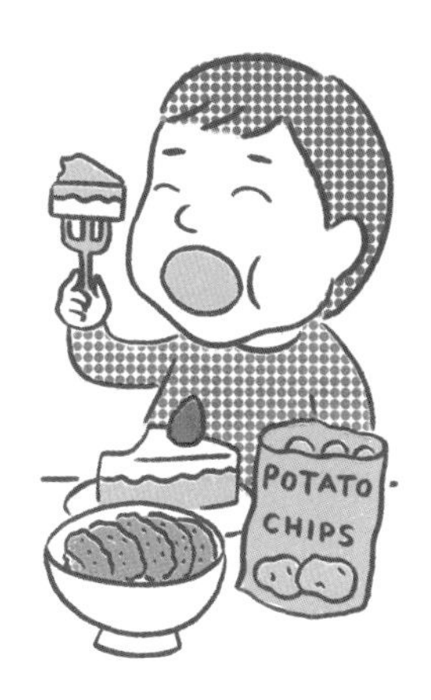

想停止卻不由自主吃太多

荷爾蒙失調會導致飢餓荷爾蒙也就是飢餓素分泌過多，結果刺激食慾，造成暴飲暴食。

會狂吃甜食

吃甜食會促進幸福荷爾蒙血清素分泌，緩解壓力，所以又會想要吃更多。

經期前後症狀容易惡化

荷爾蒙失調容易在經期前後引起失眠、煩躁、頭痛、心悸、上半身燥熱等不適症狀。

青春期或更年期時症狀會持續發生

在女性荷爾蒙的分泌量產生變動的青春期、更年期及產後，是身心容易感到不適的時期。

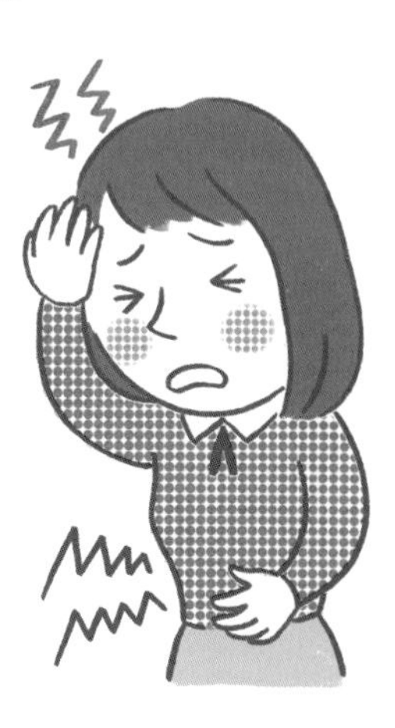

持續睡眠不足

尤其更年期女性的睡眠較淺，常會因為太在意睡眠問題而對失眠產生恐懼，結果反而更容易失眠。

為了小事情感到沮喪

荷爾蒙失調也會對精神造成影響。情緒容易低落也是症狀之一。

C:荷爾蒙平衡型的對策有？

Doctor's Answer

改善飲食和生活習慣，讓荷爾蒙穩定下來。

試試看吧

三個重點建議

「荷爾蒙平衡型」的人想要改善不適症狀，必須養成讓荷爾蒙維持平衡的生活習慣，以及攝取足夠的營養來補充缺乏的荷爾蒙。另外，保持積極正向的心態也很重要。

Point 1 利用黃豆補充女性荷爾蒙

黃豆中所含的大豆異黃酮，已知和女性荷爾蒙的雌激素有著類似功效，因此尤其希望女性能夠積極攝取黃豆製品。其中特別推薦將豆渣磨成粉狀的「豆渣粉」。因為只需加進料理或牛奶等飲料中即可攝取到大豆異黃酮，各位不妨嘗試看看。

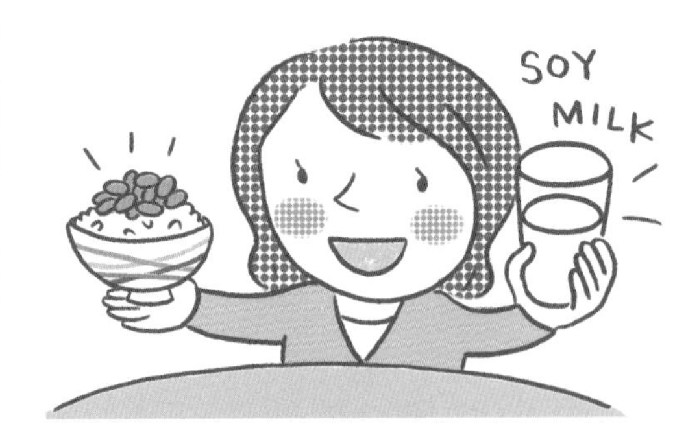

只要花點心思即可穩定荷爾蒙

荷爾蒙只需要平時稍微花點心思，就能調整成平衡狀態，而飲食也是其中之一。

比方說，黃豆的大豆異黃酮和女性容易缺乏的雌激素有著類似的功效。另外，用餐時在一開始先吃肉或魚，有助於促進小腸分泌能夠防止飲食過量的荷爾蒙GLP-1。

充足的睡眠，則能促進分泌有助提升免疫力的生長激素。另外，目前也已知韻律性的運動可促進分泌血清素。請有意識地在這些方面花點心思，調整荷爾蒙的平衡，如此就能有效改善不適症狀。

Point 2 充足的睡眠有助於製造荷爾蒙

睡眠時所分泌的生長激素有調節身心不適的作用，而要促進生長激素分泌，擁有品質好的睡眠非常重要。像是睡覺前30分鐘不要看手機、利用泡澡讓身體暖和再上床睡覺等，這麼做可以提高副交感神經的作用，讓人體處於容易入睡的狀態。

Point 3 利用韻律運動增加「幸福荷爾蒙」

要提升抗壓性，促進有穩定精神效果的血清素分泌十分重要，而其方法之一就是「韻律運動」。最簡單的韻律運動就是咀嚼。舉例來說，光是嚼20分鐘左右的口香糖，腦內的血清素濃度便會上升。另外，採用腹式呼吸和20分鐘左右的輕鬆慢跑，也能提升血清素的分泌。

大豆異黃酮的抗老化效果也值得期待！

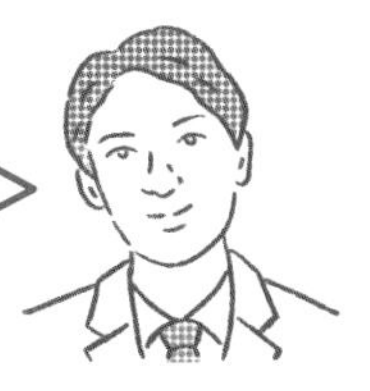

11 天氣、氣候型的特徵是？

Doctor's Answer

身心因低氣壓或天氣變化感到不適。

多數人會有暈眩或頭重感

有些人在換季、梅雨季節、颱風天、下雨天等，天氣不穩定的時期或低氣壓時會感到身體不適。這便是「天氣、氣候型」自律神經失調症的特徵，而這種類型又被稱為「氣象病」。

耳朵深處的內耳是掌管平衡感和聽覺的器官，但其實也和氣壓很有關係。氣壓的變化，會從內耳被傳遞至大腦。一般認為，天氣、氣候型的人是因為內耳很敏感，所以會把過多的情報送至大腦，引發自律神經失調症。

也有許多人是因為內耳很敏感，而有暈眩、頭重感的症狀。

也有人是因為壓力，導致容易受到氣象的影響。

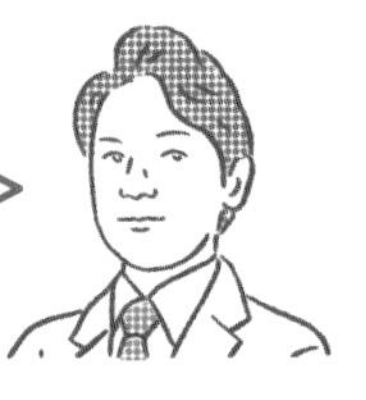

要特別注意

天氣、氣候型的特徵

自律神經一旦對氣壓變化等氣象產生敏感反應，就會因為氣象引發身體不適。另外，容易在意小事情和壓力過大的人似乎也容易受影響。

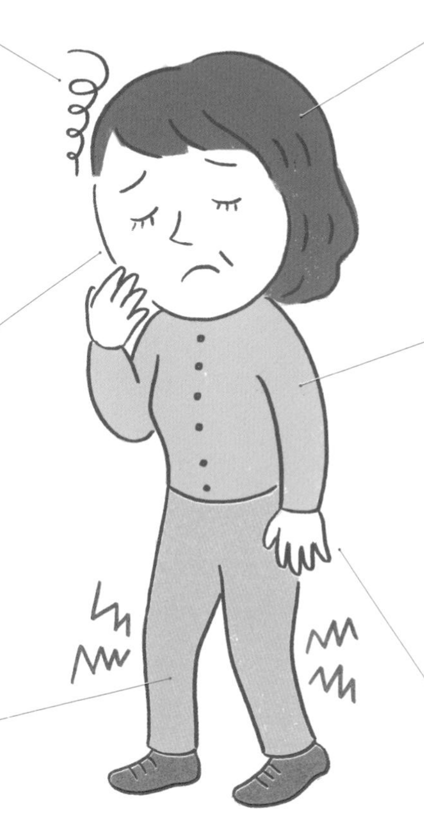

梅雨季節時容易情緒低落

梅雨季節時會持續處於低氣壓的狀態，而為了應對這種情況，交感神經會處於優勢地位。這種狀態持續久了，身心都會感到疲憊，進而產生情緒低落、倦怠感等症狀。

換季時也會感到不適

換季時的氣壓變動大，自律神經也容易失去平衡。因此，情緒的起伏會變得劇烈，抑或是感到身體不適。

氣壓一下降就會關節疼痛

氣壓只要下降，交感神經便會處於優勢，血壓和心跳數也會上升。結果使得血管收縮，疼痛感也隨之增加。舊傷會疼痛也是相同的理由。

容易暈車

由於暈車也和內耳的作用有關，因此患有氣象病的人也有容易暈車的傾向。

下雨天或颱風來臨就感到不適

「天氣、氣候型」的人會受到氣壓變化影響，因此像是下雨天或颱風天，每當氣壓變化大時就會覺得不舒服。

有慢性疲勞感

為了應對冷熱溫差大的季節，交感神經會處於優勢地位，而這種狀態持續久了，身體會得不到休息，因而容易感到疲憊、倦怠。

D 天氣、氣候型 的對策有？

Doctor's Answer

有意識地做出有助平衡自律神經的行為。

試試看吧

三個重點建議

「天氣、氣候型」的最佳對策是提升睡眠品質。話雖如此，太努力想要有「良好的睡眠」反而會成為一種壓力，所以放鬆心情也很重要。

Point 1 睡前應避免接觸咖啡、酒精、手機

要有良好的睡眠品質，不對交感神經造成刺激這一點非常重要。藍光因為會使交感神經興奮，所以睡前30分鐘最好不要玩手機和打電動。另外，咖啡和酒精也會刺激交感神經，因此睡前要避免。建議可以飲用像是熱水、無咖啡因的熱飲這類溫暖的飲品來暖和身體。

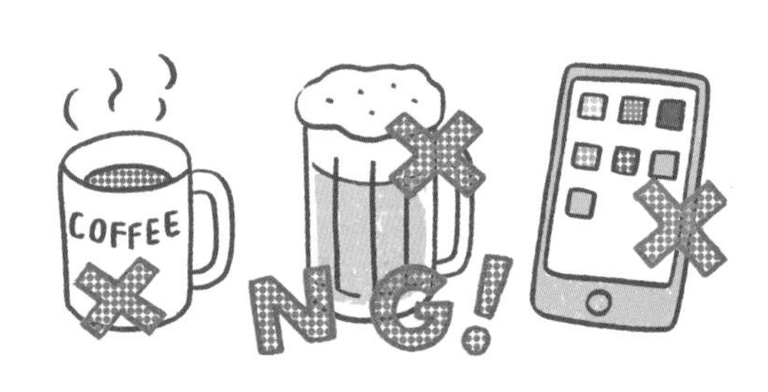

根據颱風等的氣象預報來採取對策

天氣、氣候型的人，其自律神經容易受到氣壓等的影響。假使平時自律神經就不穩定，受到的影響自然就會更大。

從天候穩定的時期就開始盡可能讓交感神經和副交感神經保持平衡，這一點十分重要。

為此，首要注意的重點就是睡眠。有了充足且品質良好的睡眠，就能大幅減緩天候所帶來的不適。一旦出現颱風等的氣象預報，就要格外注意睡眠品質。

症狀嚴重時，試著服用漢方藥也是不錯的方法。

Point 2 泡熱水澡以促進睡眠

體溫的下降幅度會對好品質的睡眠造成影響。從身體深處的深層體溫較高的狀態，到釋出熱能體溫下降的過程中，人會漸漸地產生睡意。所以，就寢前好好地泡個溫暖的熱水澡、提高深層體溫，再以那樣的狀態上床，就能順利地進入夢鄉。入浴時利用香氛產品放鬆身心，效果更佳。

Point 3 借助漢方之力也是好方法

漢方藥也能有效改善內耳的血液循環不良及調節自律神經。「半夏白朮天麻湯」、「柴苓湯」、「五苓散」⇒ 能夠加強體內的水分循環，也能改善內耳的水腫問題。「抑肝散」⇒ 因為心情煩躁或不安而無法入睡時，可有效幫助放鬆心情。「當歸四逆加吳茱萸生薑湯」⇒ 改善體內的寒氣。

將什麼時候容易產生不適記錄下來有助於應對改善。

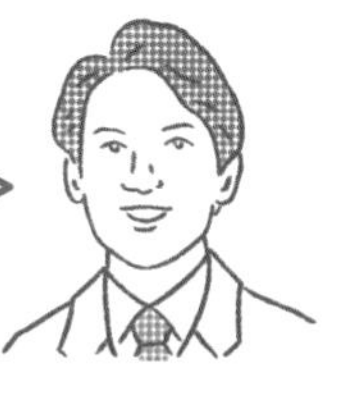

E 災害不適型的特徵是？

Doctor's Answer

只是接觸到災害資訊就感到身體不適。

因新冠疫情和多起災害而增加的災害不適型

日本原本就是地震大國，近年來又經常發生水災，再加上肆虐全球的新冠疫情，使得人們每天的生活都充滿與災害相關的新聞報導。

在此情況下，實際遭遇過災害的人自然不用說，有些人甚至光是接觸到災害相關的資訊，也會因為不安、恐懼導致自律神經變得不穩定。而這就是「災害不適型」的自律神經失調症。

如同我在第1章提到過的，「災害不適」是我自創的詞。我希望這個名詞，能夠讓大家知道這種類型的自律神經失調症正在增加，並且好好地思考、採取有效的對策。

近年來，「災害不適型」的人數逐漸增加，需要特別留意。

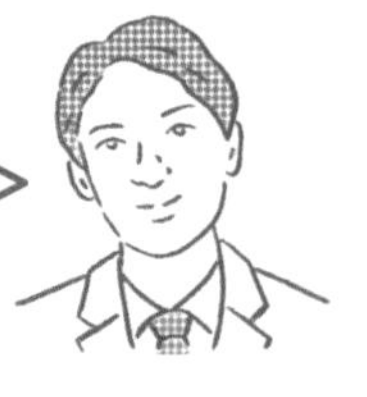

要特別注意

災害不適型的特徵

「災害不適型」的人有原本就比較愛操心、容易壓抑自己的情緒，或是個性一絲不苟的傾向。另外，新冠疫情下的「足不出戶生活」似乎也為身心不適帶來了影響。

陷入不安感或憂鬱狀態

容易因為對於災害的不安、新冠疫情下的生活變化，產生「今後會變得如何呢？」的不安情緒。因為這樣的情緒比健康的人來得強烈，所以心情會低落消沉。

容易罹患各式各樣的「恐懼症」

災害來臨時沒有東西吃怎麼辦？要是感染了病毒怎麼辦？容易像這樣對於看不見的東西心懷恐懼，而罹患「〇〇恐懼症」。

原有的疾病或症狀惡化

人因不安或恐懼所引起的不適，似乎有容易出現在其本身弱點上的傾向。原本就有宿疾的人心中「要是惡化了該怎麼辦？」的不安，也會引發不適症狀的產生。

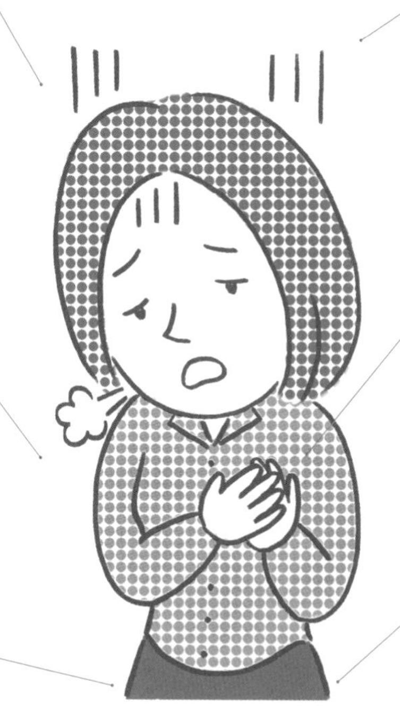

明明什麼也沒做卻很疲倦

因為擔心這個、那個地想太多，導致精神疲勞，大腦也感到疲倦。明明什麼也沒做卻很累就是因為這個緣故。

容易心悸或過度呼吸

不安感有時也會引發心悸或過度呼吸。呼吸過於急促變成過度呼吸，會導致血液偏向鹼性、手腳麻痺，嚴重時，甚至可能因此昏厥。

分成暴飲暴食和食慾不振兩種

根據我個人的調查，災害不適型的患者分成暴飲暴食和食慾不振這兩種情況。兩者都是因不安所引起，會隨患者的性格出現不同症狀。

E 災害不適型 的對策有？

Doctor's Answer

祕訣就是過著接近「原始人的生活」。

\ 試試看吧 /

三個重點建議

「災害不適型」的人似乎多半個性一絲不苟，對於突發狀況的心理適應能力較差。因此，「事情既然都已經發生了，那也沒辦法。還是來想想能夠做什麼，好好度過明天吧」，像這樣轉換心態是必要的。

Point 1 建議進行「資訊斷捨離」

因為對災害等的資訊很敏感，所以盡量不聽、不看災害相關的資訊也是一種方法。比起內容煽情的節目，建議選擇平靜傳達事實的節目較有幫助。最重要的是在於察覺自己容易受資訊影響，並且刻意選擇取捨接收到的資訊。

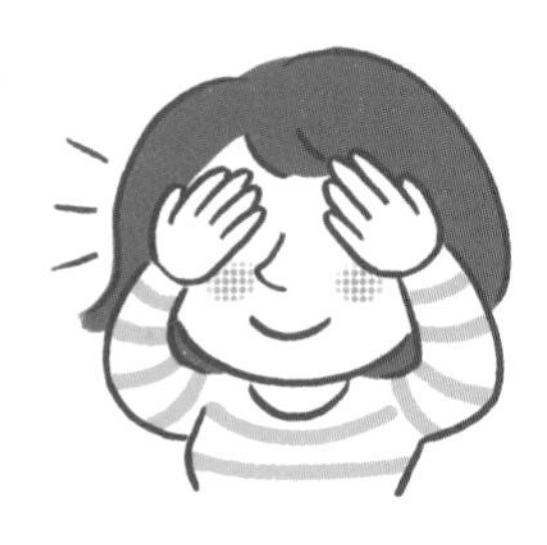

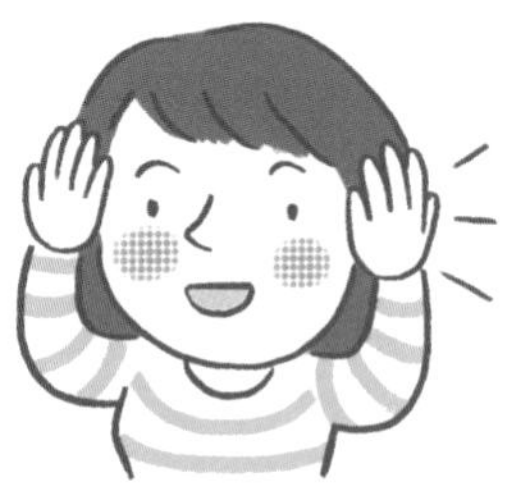

隔絕資訊、活動身體，藉此消除腦疲勞

災害不適型的對策中最重要的一項，就是隔絕資訊。因為在現今這個資訊社會裡，愈是接觸資訊就會愈感到不安，自律神經也就愈容易趨於不穩定。

因此，「早上太陽升起便起床，晚上太陽下山就早點上床睡覺」這種接近原始人的生活，便成為擺脫災害不適的一大重點。這麼做，能夠讓自律神經恢復原本應有的節奏，慢慢遠離不安和恐懼的情緒。

災害不適型的患者多半會為失眠所苦，因此找到對自己有效的安眠術也很重要。

Point 2 曬太陽，活動身體

人只要曬太陽，體內就會分泌出名為血清素的幸福荷爾蒙。由於血清素具有讓心情平穩的作用，因此持續感到不安、緊張的人請務必養成能促進血清素分泌的生活習慣。像是早晨散步、韻律運動（參見P55）等也都有促進幸福荷爾蒙分泌的效果，積極執行將可有效改善不適症狀。

Point 3 找到適合自己的安眠術

由於這種類型也容易有睡眠障礙的問題，因此必須設法讓自己擁有良好的睡眠。各位可以參考其他幾種類型的解說，從之前提過如何才能一夜好眠的方法中，找到適合自己的安眠術。如果很難自然入睡，暫時利用睡眠導入劑也是一個辦法，只不過請避免長期使用。

正因為現代社會充斥著不安因素，
過著「原始人的生活」才更顯重要。

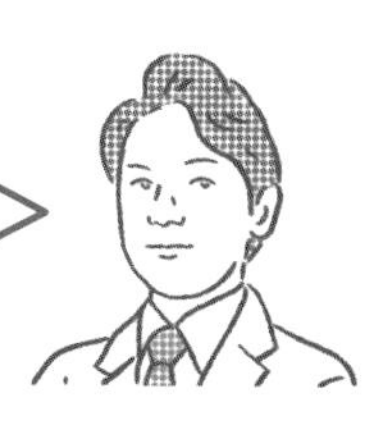

Column

鬧鐘的
貪睡功能
不利於自律神經的調節

按掉一次，大約5分鐘之後又會再次響起的鬧鐘貪睡功能，對於「想再睡一會」、「但要是真的睡著就麻煩了」的時候非常方便，應該也有不少人會將鬧鐘設定成間隔好幾次的5分鐘吧。

儘管十分方便，但其實這個貪睡功能有可能會為自律神經帶來不良影響。如同本書一再重複的，自律神經有製造活動狀態的交感神經，以及製造放鬆狀態的交感神經。

鬧鐘鈴聲響起的瞬間，交感神經的作用會立刻增強，同時身體進入活動狀態。可是，如果心想「反正有貪睡功能，現在還不用馬上起床」又再繼續睡的話，這次就會變成副交感神經增強。這種狀況若一再反覆，會導致自律神經紊亂，並在不知不覺間造成身心很大的負擔。

只要養成不使用鬧鐘的貪睡功能，鈴聲響一次就直接起床的習慣，自律神經的切換也會變得容易許多。

Chapter 03

有助調節自律神經的飲食、漢方藥、香草

對自律神經有害的食物&飲食方式？

Doctor's Answer

造成血糖值劇烈震盪的食物NG。

你是否有這種不良的飲食習慣呢？

想要穩定自律神經，均衡的飲食生活是最基本的，而其中格外需要注意的是「醣類的攝取方式」。尤其如果在空腹時吃砂糖等含醣量高的食物，會讓血糖值急劇上升。這麼一來，人體就會分泌出大量的胰島素，讓血糖值在3～4個小時後急劇下降。這種情況稱為「血糖飆升」。

然後，人體為了不讓血糖下降太多，會分泌出腎上腺素、皮質醇等荷爾蒙。這些荷爾蒙會刺激交感神經，引起頭痛、心悸、煩躁、不安等症狀。因此要穩定自律神經，防止血糖值劇烈震盪十分重要。

在空腹狀態下感到煩躁，也有可能是血糖太低的關係。

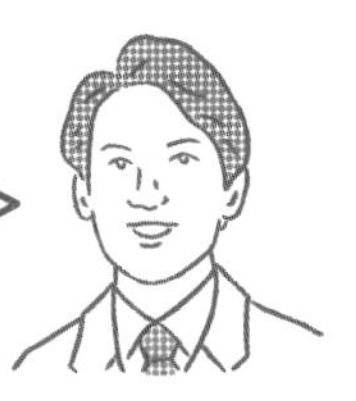

要小心！

會讓自律神經不穩定的食物、飲食方式

攝取過多醣類會使得自律神經不穩定。所謂醣類，是從碳水化合物中去除掉膳食纖維後所剩餘的成分。加工食品中其實有很多都含有大量醣類，所以食用前請務必先看看成分標示，避開碳水化合物和醣類過多的食物。

含糖量高的甜點類

米飯和薯芋類的醣類是澱粉，需要一段時間才能分解，但是因為砂糖很快就會被分解掉，所以甜滋滋的甜點會讓血糖值急速上升。

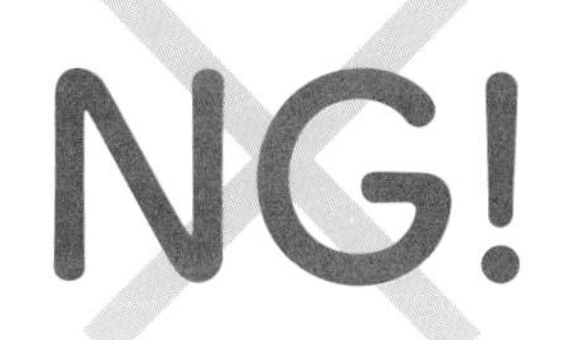

空腹時吃高醣食物

空腹時吃甜食會讓血糖值急速上升，導致胰島素大量分泌，之後血糖值又急劇下降。這種情況稱為血糖飆升。

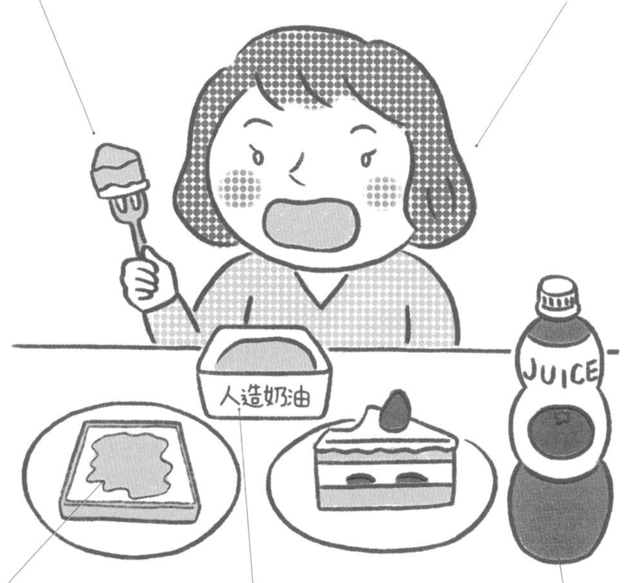

蔬菜、蛋白質不足的飲食

先吃蔬菜和蛋白質再攝取少量碳水化合物，可預防血糖值急速上升。換句話說，需要特別留意蔬菜和蛋白質不足的飲食方式。

過度攝取含有大量反式脂肪的食物

脂肪是構成腦神經的材料，但是反式脂肪如果被用來構成腦神經，會讓荷爾蒙分泌、神經傳導功能異常。

清涼飲料等含糖量多的飲品

清涼飲料、能量飲料之中含有大量的砂糖。含糖量多的液體更容易讓血糖值急速上升，因此要極力避免飲用。

對自律神經有益的食物是？❶

Doctor's Answer

建議攝取低GI食物。

血糖值不易上升，還能穩定自律神經

預防血糖震盪的祕訣之一，就是注意食物的「GI（升糖指數，Glycemic Index）值」。GI值是顯示食用該食物後，血糖值上升程度的一項指標。將攝取50g葡萄糖之後的血糖上升率100作為基準，然後以百分比的方式顯示食用該食物（醣類含量50g）的血糖上升率。

70以上為高GI食物，55以下則是低GI食物。如同左頁所示，裸麥麵包和薯芋類儘管是以醣類為主體的食物，但是依然屬於低GI。選擇GI值偏低的食物有助於穩定血糖值，甚至是自律神經。

飯後血糖值的震盪也會傷害血管，因此不可不慎。

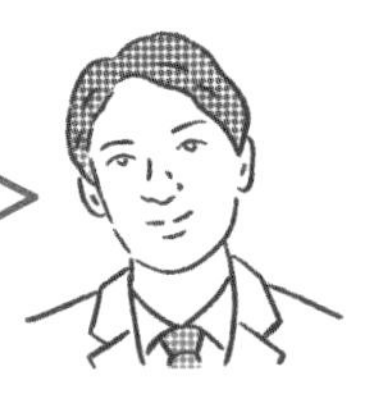

55以下是低GI食物

主要食物的GI值

下方為常見食物的GI值一覽表。有★記號的是低GI食物。GI值這項指標和該食物的含醣量（從碳水化合物中去除掉膳食纖維後所剩餘的成分）不同。那麼就來了解一下常見食物的GI值是多少吧。

	食物名	GI值
	糯米	87
	白米	76
	吐司	75
	西瓜	72
	南瓜（水煮）	66
	糙米	62
	砂糖（蔗糖）	60
	香蕉	58
	奇異果	58
★	裸麥麵包（裸麥粉50%）	50
★	馬鈴薯（水煮）	49
★	巧克力	49
★	地瓜（水煮）	44
★	葡萄	43
★	蘋果	40
★	柳橙	40
★	牛奶	34
★	紅蘿蔔（水煮）	33
★	葡萄柚	25
★	黃豆（水煮）	15

※ 資料來源為雪梨大學食物 GI 值資料庫

對自律神經有益的食物是？❷

Doctor's Answer

檸檬、梅乾的酸味很有效。

酸味有調節及穩定情緒的作用

「酸味」也是讓血糖值保持穩定的重點之一。檸檬、梅乾的酸味是來自名為「檸檬酸」的成分，而檸檬酸有防止血糖值上升的功效。除此之外，檸檬酸同時也有極佳的消除疲勞效果。

另外，漢方醫學將食物的味道分成五類，並找出這些味道各自特有的功效。其中，「酸味」被認為有強化肝臟、調節精神的作用。

如同上述，酸味在各方面都能發揮穩定自律神經的效果。除了使用在料理上，也很推薦製作左頁介紹的檸檬水和梅醬番茶。

檸檬酸有改善血流、抗老化和美化肌膚的效果。

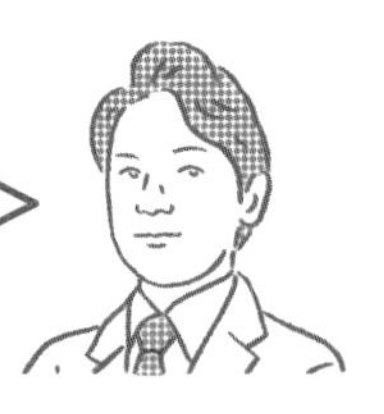

\ 推薦！ /

檸檬、梅乾的有效食用方式

以下介紹能夠輕鬆有效地攝取檸檬酸，以防止飯後血糖值急速上升的方法。只不過，早上喝完檸檬水後曝曬在紫外線底下，皮膚有可能會長斑，因此檸檬水會建議擺在晚餐前飲用。

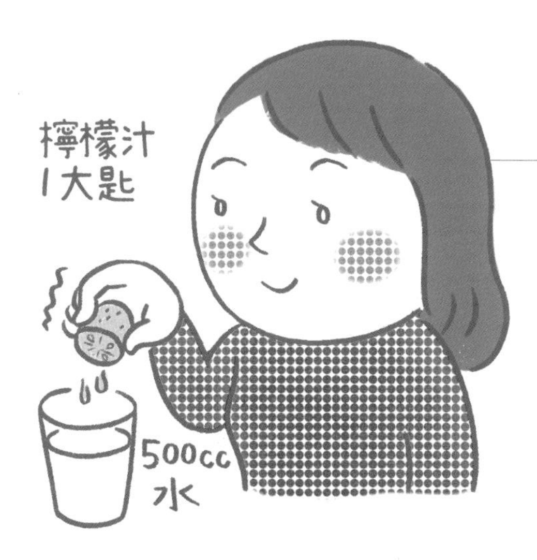

檸檬水

每100g的檸檬汁含有多達6.5g的檸檬酸，是水果中含量最高的。而且富含維生素C，也有提升免疫力的功效。

檸檬汁 … 1大匙
水 … 500cc

梅醬番茶

梅乾是發酵食物，所以也能期待發揮提升免疫力和整腸的效果。薑的保暖作用對於穩定自律神經來說也是不可或缺。

薑汁 … 少許
醬油 … 1小匙
去籽梅乾 … 1顆
番茶或焙茶 … 1茶杯

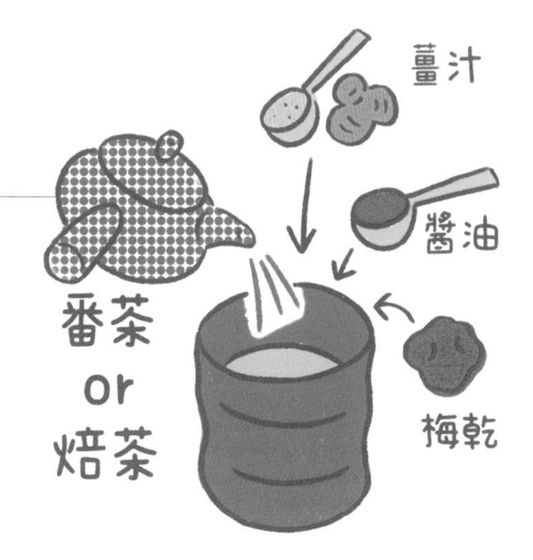

對自律神經有益的食物是？❸

Doctor's Answer

雞胸肉、薑、番茄是三大最佳食材。

各自都含有有效成分

假使要從眾多的食物當中，挑選出能夠經常食用，並且具備穩定自律神經效果的三大最佳食材，就是「雞胸肉」、「薑」、「番茄」。

雞胸肉含有助消除疲勞的成分「咪唑二肽」，薑含有能溫暖身體的薑酚和薑醇等，番茄則富含可促進放鬆的「GABA」和有抗氧化功能的茄紅素，三者都對於穩定自律神經極有助益。

由於這三種食材都很方便用來做成各種料理，因此請務必試著頻繁食用。

咪唑二肽具有抗氧化功能，對於抗老化很有效果。

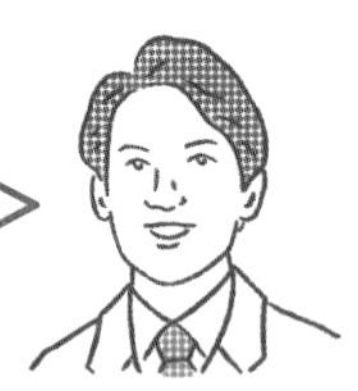

融入每日的飲食生活

三大最佳食材的活用法

以下介紹分別由我所推薦，能夠穩定自律神經的三大最佳食材做成的簡單料理。這三種食材無論用來做成何種料理都適合，請各位務必多加運用。

[雞胸肉]

將雞胸肉去皮後整體裹上太白粉，放入滾水之後立刻關火，接著蓋上鍋蓋靜置20～30分鐘，利用餘熱使其熟透，這樣肉質就能保持鮮嫩不乾柴。斜切成薄片，加進沙拉中。

[薑]

在熱水中放入切成薄片的薑和蜂蜜，作法簡單的薑湯就完成了。用紅茶來取代熱水也很美味。只要在喜歡的火鍋中加入大量薑泥，就能讓全身由內而外整個暖和起來。

[番茄]

最簡單的就是小番茄，可以取代零嘴直接享用。比方說，將切成瓣的番茄和蛋一起做成中式的番茄炒蛋，或是和其他蔬菜一起隨意煮成湯，也都非常簡便。

試著做做看吧

使用三者的料理範例

以下介紹使用這三大最佳食材的料理。除此之外，像是薑味雞肉番茄沙拉等，這三種食材還能變化出各式各樣的菜色，各位不妨運用巧思多方嘗試。

薑燒雞胸佐番茄

[作法] （2人份）

❶ 雞胸肉（150g）斜切成薄片，用酒和太白粉抓醃。

❷ 將酒、味醂、醬油各1大匙以及薑泥、砂糖各1小匙混合。

❸ 用平底鍋以中火將❶的雞胸肉煎至上色。翻面後，加入❷的醬汁混拌均勻。

❹ 將雞肉盛入容器，再添上切好的番茄。

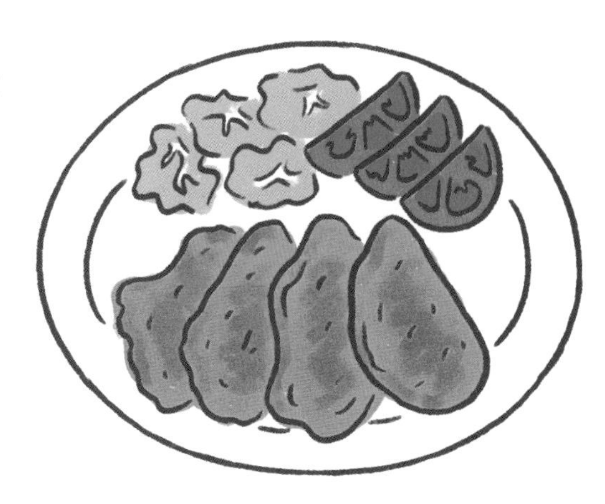

對自律神經有益的甜點是？

Doctor's Answer

最推薦的甜點是豆渣優格。

調整腸道環境，穩定自律神經

對穩定自律神經有益的甜點代表，是在優格中混入豆渣粉的「豆渣優格」。

自律神經要穩定，增加腸道內的益菌、調整腸道環境是一大重點。因為能夠穩定精神的血清素有9成都是在腸道產生，而這一點和腦部的血清素生成也有密切關聯。腸道的益菌會製造出生成血清素所需的維生素B群。

優格中富含的乳酸菌和豆渣中富含的膳食纖維，是改善腸道環境的兩大成分。豆渣優格不僅美味又能調整腸道環境，是幫助自律神經維持穩定的最強甜點。

自律神經和腸道的關係十分密切。
首先就從調整腸道環境開始吧。

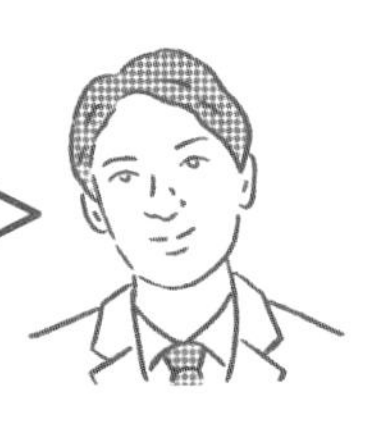

簡單又美味

豆渣優格的作法

製作豆渣優格時會建議使用市售的豆渣粉，而不是生豆渣。豆渣粉不僅方便，還能長時間保存，而且膳食纖維含量也比生豆渣來得多。

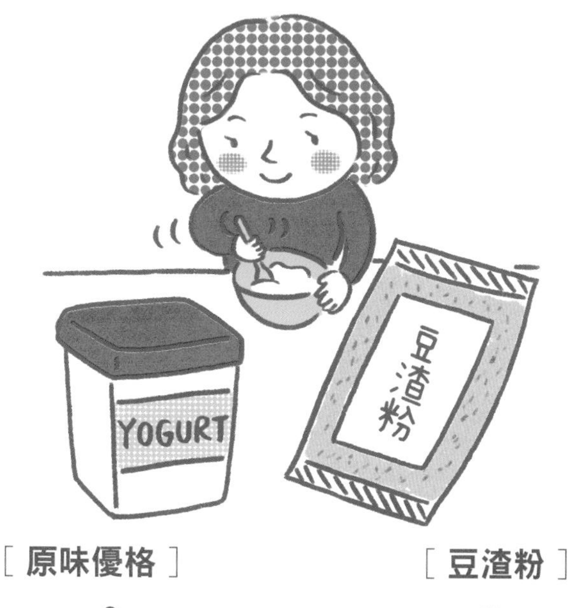

［原味優格］　［豆渣粉］

4 ： 1

混合即可

作法非常簡單，只要以豆渣粉1、原味優格4的比例混合即可。由於豆渣粉帶有淡淡的甜味，所以不需要另外添加甜味劑，當然也可以依照個人喜好增減分量。另外，如果想要改變口感，加入核桃等堅果類也OK。假使在飯前1小時享用，還能防止正餐吃過量。

對自律神經有益的飲料是？

Doctor's Answer

介紹三種推薦飲品。

作法簡單，對自律神經有效

以下介紹三種作法簡單，而且對自律神經很有效果的飲品。

❶**冷泡綠茶：**綠茶中富含能夠使心情平靜的成分「茶胺酸」。比起用熱水沖泡，用冷水浸泡綠茶能夠釋放出更多的茶胺酸，因此建議各位飲用冷泡綠茶。

❷**純可可：**可可中所富含的可可鹼，有放鬆效果及調節自律神經的功效。加入牛奶或砂糖的話，含醣量和熱量會太高，所以建議用熱水溶解純可可粉就好。

❸**肉桂薑茶：**肉桂和薑都能夠調整腸胃、暖和身體，所以有助於穩定自律神經。

這三種飲品的咖啡因含量都很低，即使睡前飲用也OK。

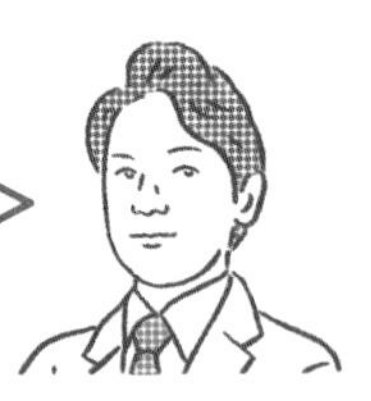

非常簡單

三種飲品的作法

這裡介紹的三種飲品都有良好的放鬆效果，最適合用來調整自律神經。無論是疲憊時、情緒低落時，或是一天結束時，都可以一邊享受製作過程一邊品嚐。

冷泡綠茶（2人份）

❶ 在茶壺中放入茶葉。
❷ 在茶壺中加入冷水。
❸ 蓋上蓋子，等待3分鐘。
❹ 倒入容器中。

茶葉 … 3小匙（約6g）
水 … 200cc

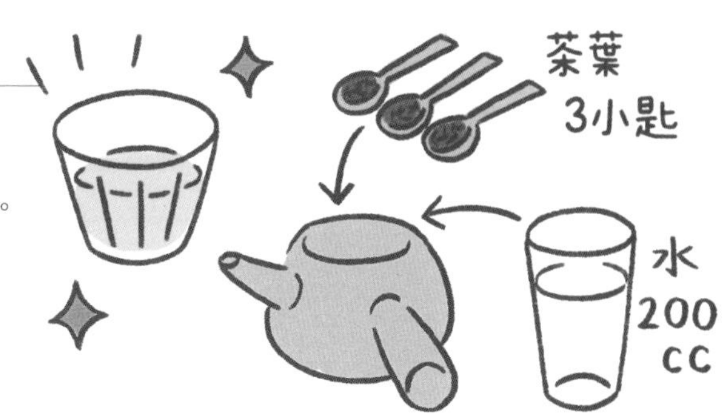

純可可

❶ 在杯中放入純可可粉，加入少量熱水，仔細攪拌。等到變成糊狀，再繼續攪拌2～3分鐘。
❷ 依喜好的分量加入熱水。

純可可粉
… 微微隆起的2小匙（5g）
熱水 … 少許＋140cc

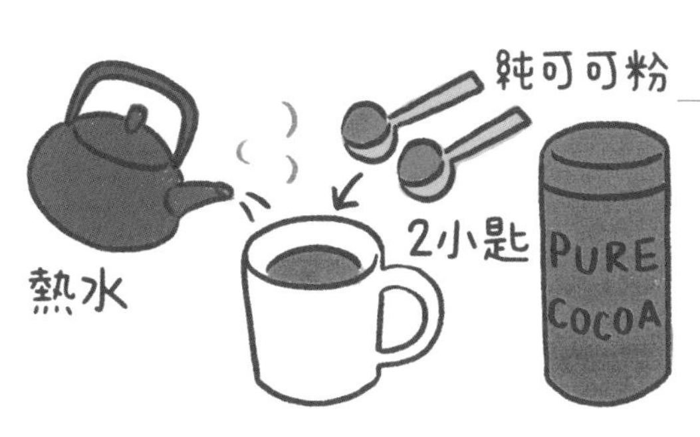

肉桂薑茶

❶ 泡一杯紅茶。
❷ 依個人喜好的分量，在❶中放入肉桂粉和薑粉。改用薑汁也OK。

紅茶 … 1杯
肉桂粉 … 喜歡的量
薑粉（或薑汁）… 喜歡的量

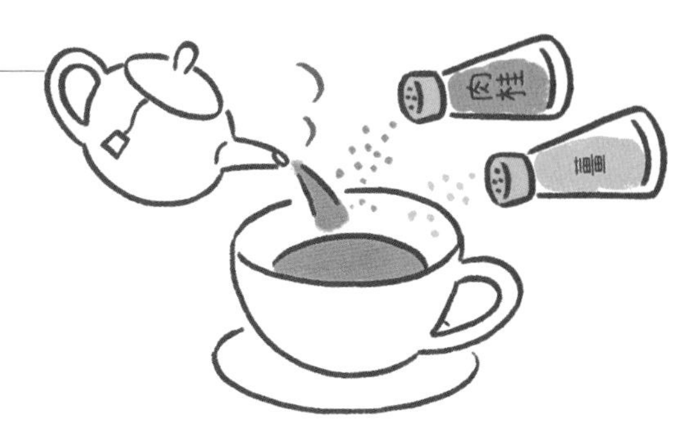

食用的順序也有關係嗎？

Doctor's Answer

最佳飲食方式是「碳水最後」。

重點是把醣類食物擺在最後吃

近年來，大眾開始曉得「食用順序」的重要性。其中最有名的是「先吃菜」，也就是從蔬菜開始吃的方法，藉著先攝取膳食纖維來預防血糖值急速上升。

如果採用從肉或魚開始吃的「先吃肉」方法，則人體會分泌延緩食物從胃移動至腸道的荷爾蒙「GLP-1」，讓血糖值的上升速度變得緩慢。

要選擇何種方式可依個人喜好決定，但無論如何，最重要的就是「碳水最後」。換句話說，就是把碳水化合物擺在最後吃，這樣就能抑制血糖震盪，讓自律神經保持穩定。

碳水化合物和水果中含有大量醣類，因此少量攝取是最基本的。

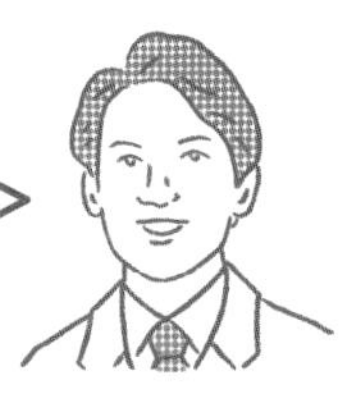

不可不知！

三種飲食方式的特徵

食用順序對於減肥也很有效果。碳水就是所謂的碳水化合物，在這裡代表了醣類。被當成能量消耗剩下的醣類會轉化成脂肪儲存在人體中，但是如果最後才吃就不容易被人體吸收。

先吃菜

||

從蔬菜開始吃

先吃大量蔬菜能夠獲得飽足感，預防飲食過量。除了預防飯後血糖值急速上升，也能預防罹患生活習慣病。

先吃肉

||

從肉或魚開始吃

先吃肉不只可以預防飯後的血糖值上升，根據最新的研究顯示，這麼做還有大幅抑制食慾的效果。

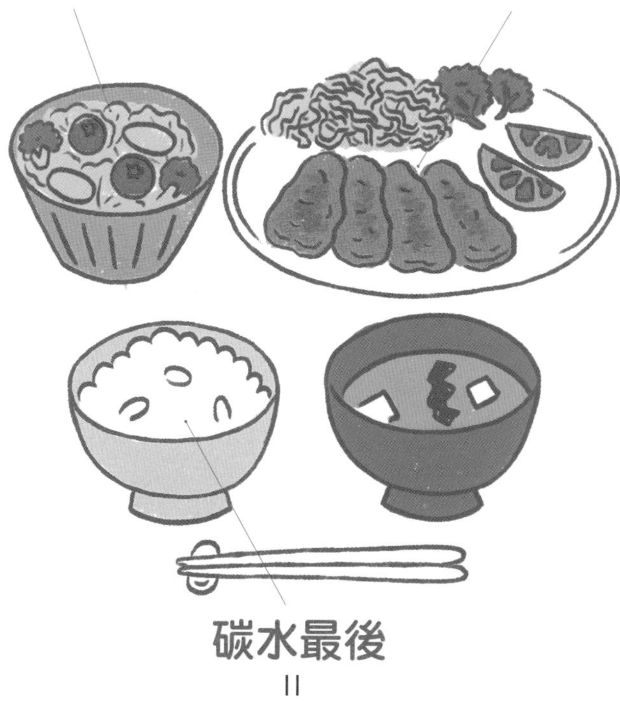

碳水最後

||

最後才吃醣類食物

雖然說碳水最後，但也不是把配菜吃光了才單吃白飯，而是等到空腹感消失就可以開始吃了。

無法克制過度攝取醣類時該怎麼辦？

Doctor's Answer

活用以天然食材提煉的高湯。

食慾會漸漸趨於正常

「明知不可以，卻還是伸手拿甜食來吃」是不少人的通病。因為吃甜食，是非常迅速有效的放鬆方式。可是過度依賴甜食，到最後只會使得自律神經變得不穩定。

這種時候，我會建議活用日本自古流傳至今的「高湯」。柴魚富含肌苷酸和組胺酸，昆布富含麩胺酸，乾香菇則富含名為鳥苷酸的鮮味成分。這些成分能夠發揮放鬆作用、穩定自律神經，因此只要使用高湯就能擺脫醣類依賴症。使用市售的各種食材粉末，即可輕鬆做出美味的高湯。

養成食用高湯的飲食習慣，還能預防肥胖和生活習慣病。

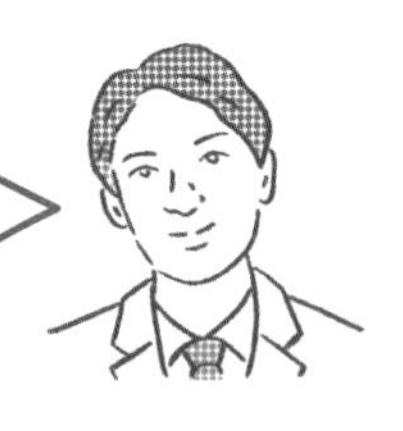

做好馬上就能使用

工藤式簡單高湯

只要養成持續食用高湯的飲食習慣，就能重新設定喜歡重口味、油膩食物、甜食的味覺，食慾也會隨之受到控制。結果，自律神經因此穩定下來，各種不適症狀也會獲得改善。

昆布粉
柴魚粉
香菇粉
昆布粉 10g
柴魚粉 20g
香菇粉 30g
混合保存
用平底鍋炒

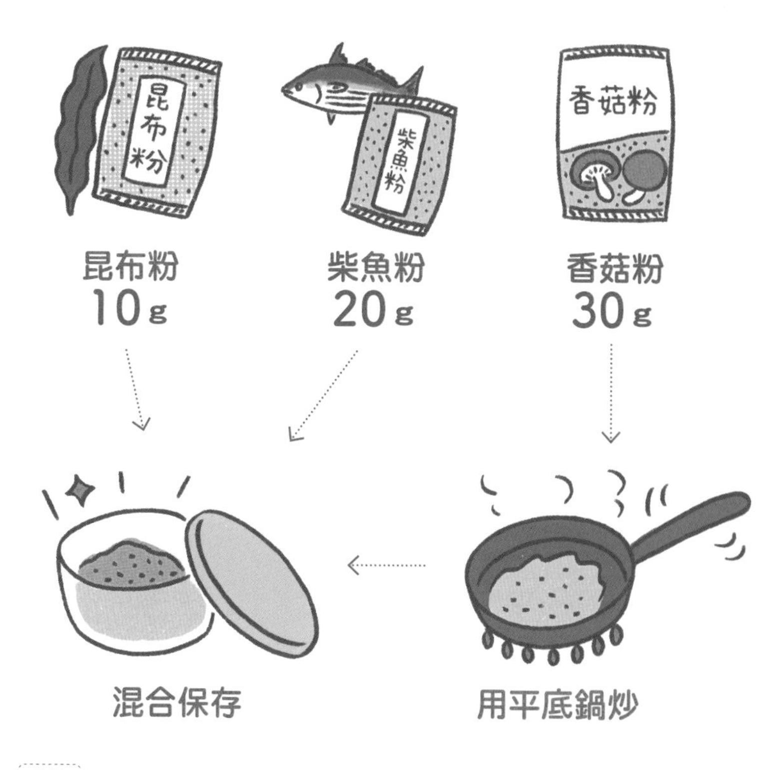

作法

只需以市售的香菇粉3、柴魚粉2、昆布粉1的比例混合。只不過，因為香菇粉含有水分，所以要用平底鍋乾炒，將水分完全炒乾，並且炒到香味出來就可以了。炒過的香菇粉冷卻後，以3：2：1的比例將三種粉混勻，裝入密閉容器內置於冰箱冷藏。可於冰箱保存約2周。

使用方法

最基本的食用方法，就是在杯中放入約 1 大匙的高湯粉，倒入熱水攪拌飲用。重點是要連同高湯粉也全部喝掉。除此之外，像是加入湯中、撒在涼拌豆腐或燙青菜、沙拉上、混入漢堡排或餃子的內餡等，使用方式隨心所欲。因為高湯粉的味道溫和不突出，所以搭配所有料理都很適合。

漢方對自律神經有效嗎？

Doctor's Answer

自律神經是漢方的擅長領域。

食物和漢方是最強組合

西方醫學基本上是透過檢查來找尋哪個臟器是否出現何種異常，進行相應的治療，因此無法透過檢查找出異常的自律神經失調症，對西醫而言十分棘手。

至於以漢方為代表的東方醫學，則是從體質和症狀來找出有效的處方，因此擅長治療原因不明的自律神經失調症。本院的漢方專科門診也有在治療自律神經失調等疾病，經常可以聽見患者們表示「症狀真的好轉很多」。

只不過使用漢方藥時，必須注意下列幾項重點。本章提到的飲食生活和漢方藥若結合並用，效果將非常顯著。

漢方藥是針對症狀進行調配，
很適合用來治療自律神經失調症。

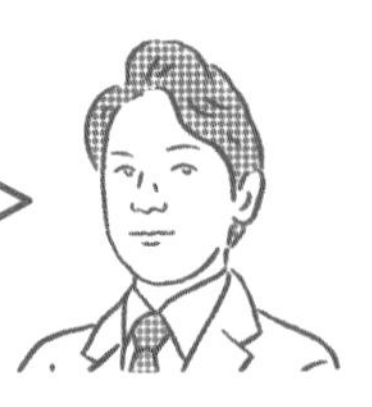

不可不知！

有效使用漢方藥的重點

近來，結合西方醫學和東方醫學進行診療的醫療機關逐漸增加。可是，因為有很多人是初次接觸漢方藥，所以我想為各位解說一下漢方藥要如何服用才有效。

Point 1 向熟悉漢方的醫師、藥劑師諮詢

並非所有的藥劑師都很熟悉漢方。如果想得更加詳細的建議，找「漢方藥、生藥認定藥劑師」諮詢也是一個辦法。向多位值得信賴的藥劑師諮詢，應該可以更加確定自我藥療的正確性。

Point 2 在餐間等空腹時服用

漢方藥通常是在飯前或餐間服用。所謂飯前服用是指用餐的30分鐘前，餐間服用則是飯後2小時和下一餐之間。但如果是醫院開立的處方，就會由主治醫師視患者的身體狀況來決定。這時，請務必按照醫師的指示服用。

Point 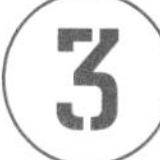 配溫水服用更有效

一般認為，漢方藥本來就是煎藥，所以配溫水服用比較好。顆粒和粉狀的濃縮劑也可以放入溫水或適溫的熱水中溶解飲用。配冷水服用雖然也可以，不過如果介意漢方藥獨特的氣味，那麼配溫水可能會比較好入口。

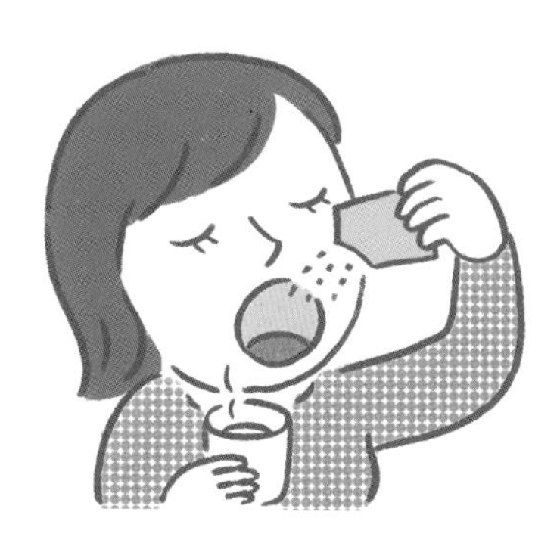

對自律神經有效的漢方藥是什麼？

Doctor's Answer

介紹七種最有效的漢方藥。

根據體質和症狀分別使用

經常用來治療自律神經失調症的七種漢方處方為：❶人參養榮湯、❷加味歸脾湯、❸抑肝散加陳皮半夏、❹柴胡加龍骨牡蠣湯、❺加味逍遙散、❻五苓散、❼半夏厚朴湯。

這個順序並非依效果排列，而是會因應不同的體質、症狀、希望達到的效果等分別使用。這些雖然都可以在藥局買到，不過就如同前一頁所提過的，一開始最好還是先到能夠向熟悉漢方的藥劑師諮詢的藥局購買。

另外，假使服用兩周在藥局購買的漢方藥後還是不見改善，會建議找熟悉漢方的醫師看診。

不同類型的自律神經失調症所適合的漢方藥並不相同。

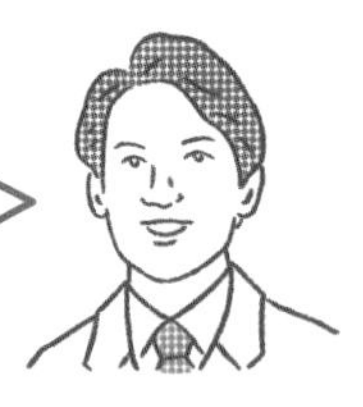

找出適合自己的

對自律神經有效的七種漢方藥

漢方藥目前在日本獲得認可的有294種處方（一般用漢方製劑），其中適用醫療保險的有148種。以下介紹經常用來治療自律神經失調症的七種漢方處方。

❶人參養榮湯

有提升消化器官的功能，讓養分遍布全身的功效。對體虛、精神不安、失眠有療效，適合用來治療災害不適型的自律神經失調症。

❷加味歸脾湯

有鎮靜不安、緊張、煩躁的功效。對體虛、貧血、失眠有療效，適合用來治療熬夜導致早上睡過頭型的自律神經失調症。

❸抑肝散加陳皮半夏

當體力下降、心情煩躁時，有調節自律神經使其穩定的功效。適合用來治療煩躁、敏感型的自律神經失調症。

❹柴胡加龍骨牡蠣湯

能夠改善因大腦過於興奮所造成的失眠。適合用來治療緊張到難以入睡、熬夜導致早上睡過頭型的自律神經失調症。

❺加味逍遙散

常被用來治療因交感神經持續興奮，而受心情煩躁、失眠所苦的中高齡女性。適合荷爾蒙平衡型的自律神經失調症。

❻五苓散

有將體內多餘水分排出的功效，對水腫、頭痛、暈眩、腹瀉有療效。適合用來治療煩躁、敏感型的自律神經失調症。

❼半夏厚朴湯

有改善喉嚨異物感、不安感、暈眩、耳鳴、抑鬱狀態的效果。適合用來治療災害不適型的自律神經失調症。

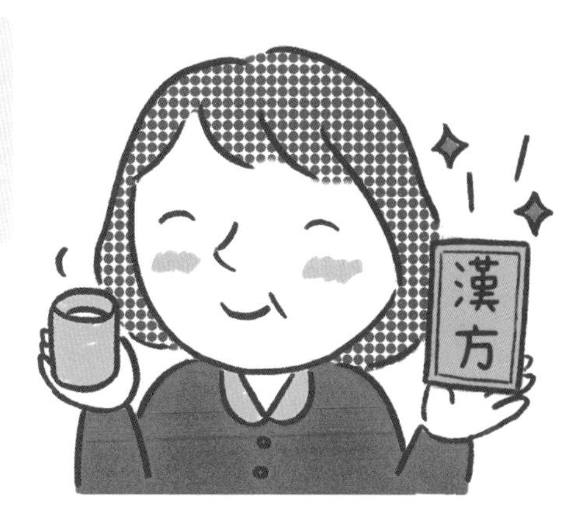

香草對自律神經有效嗎？

Doctor's Answer

可有效調節自律神經。

利用香氣調節身心

利用植物的香氣療癒身心，是治療自律神經失調症的有效療法之一。如果想將香草運用在改善不適、增進健康，有使用由植物乾燥而成的乾燥香草，以及使用從植物萃取出芳香成分的精油（香氛油、純精油）兩種方法。

乾燥香草可以做成香草茶飲用，或是放入浴缸中享受香氣。精油則能讓香氣飄散整個房間，或是加入浴缸中泡澡。也可以用荷荷芭油等基底油（作為基底的植物油）稀釋成1％以下，當作按摩油使用。

嗅聞香草會對下視丘帶來刺激，有助於調節自律神經。

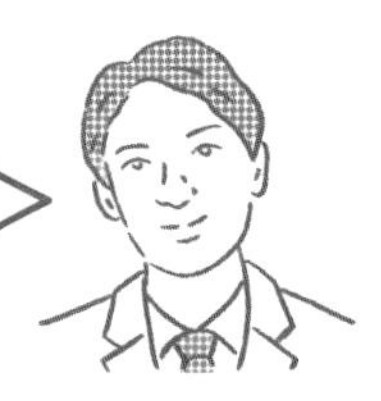

使用方式五花八門

巧妙運用香草的重點

香草光是嗅聞就能舒緩壓力，具有調節自律神經的功效。每種香草都有其效能，各位不妨找出適合自己的香草並善加利用。市面上也有許多香草相關的產品，建議可以多方嘗試。

Point 1 乾燥香草可做成香草茶

要泡出一個茶杯（200cc）的量，需準備約1大匙的乾燥香草。將香草放入茶壺中，慢慢地倒入煮沸之後靜置一會的熱水（95～98℃），立刻蓋上蓋子，再悶3～5分鐘即可。花和葉子的浸泡時間為3分鐘，果實和種籽則為5分鐘。

Point 2 利用精油讓房間充滿香氣

最簡單的方法就是用馬克杯裝熱水，然後在裡面加入幾滴純精油。這樣既不需要特殊的道具，還能隨心情任意改變精油的種類。也可以使用專門的香氛燈、擴香儀、加濕器等。

Point 3 用乾燥香草或精油泡香草浴

如果是乾燥香草，只要將乾燥香草裝在小布袋中放入浴缸即可。另外，也可以將裝在大茶包裡的乾燥香草用鍋子煮過，讓芳香成分釋放出來，之後再加進浴缸中。純精油則是只要在熱水中加入幾滴就好。也可以將好幾種精油各加入2～3滴。

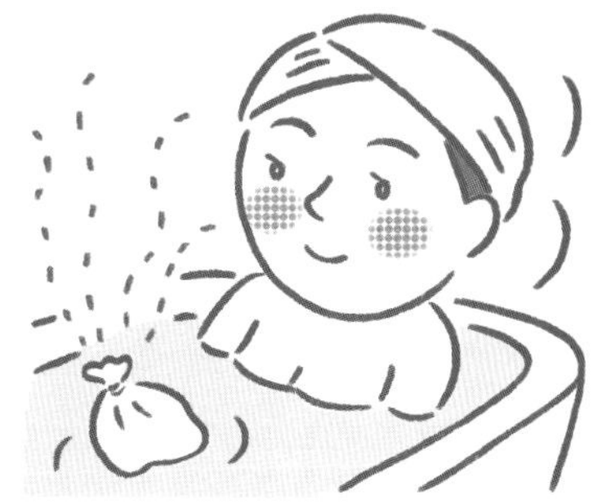

對自律神經有效的香草是什麼？

Doctor's Answer

介紹七種最有效的香草。

盡情享受使用看看吧

有穩定自律神經、調節平衡之效的七種香草為：❶洋甘菊、❷茉莉、❸薄荷、❹茴香、❺快樂鼠尾草、❻香蜂草、❼丁香。

以上的順序並非依照效果排列，重要的是選擇自己喜歡的香氣，以及聞到就會覺得心情愉悅的香氣。

另外，如果是使用精油，就可以透過混合不同種類創造出喜歡的香味，甚至是提升效果。各位可以在過程中不僅享受到宜人香氣，還能試著創造出最適合當下的心情和狀況的味道。

只要把喜歡的香草裝進小袋子隨身攜帶，即使出門在外也能安心無憂。

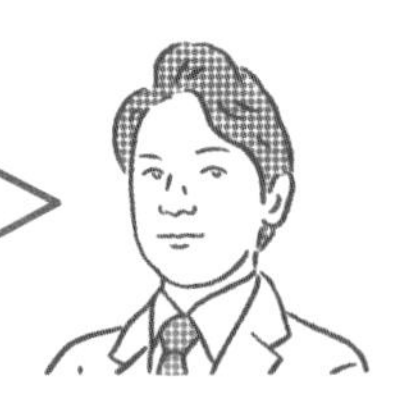

選擇喜歡的香氣吧

對自律神經有效的七種香草

香草穩定自律神經的功效即便有多好，如果不是自己喜歡的味道就沒有效果了。請從以下介紹的七種香草之中，挑選出自己的喜歡的香味來使用。

洋甘菊

菊科的香草，特徵是有著蘋果般溫和的香氣。對舒緩壓力、失眠、憂鬱狀態、便祕、生理不順等有療效。因為也有美肌效果，所以很受女性歡迎。

茉莉

香氣溫和宜人。對舒緩壓力、更年期的睡眠障礙有療效。除此之外，也能夠有改善頭痛、憂鬱狀態的效果。

薄荷

特徵是氣味舒爽，帶有清涼感。薄荷中所含的薄荷醇成分，是有暖和身體、改善畏寒、利用放鬆效果讓身心得到舒緩，以及調整腸胃功能的效果。

茴香

略微強烈的香甜氣味為其特徵。有鎮靜作用，對於改善更年期的潮熱、失眠、不安焦慮有效。另外，還能調理荷爾蒙失調的問題。

快樂鼠尾草

唇形科的香草，特徵是香氣帶有獨特的辛辣感。有抗憂鬱的效果和類似雌激素的作用，能有效改善因女性荷爾蒙失調所造成的生理不順及更年期障礙。

香蜂草

唇形科的香草，清爽的柑橘類香氣很受歡迎。一般認為香蜂草有改善不安焦慮、睡眠障礙、更年期的失眠、頭痛、憂鬱狀態的效果。

丁香

在日本也有被使用在生藥和漢方藥中。香莢蘭般香甜的氣味為特徵。有抗憂鬱的效果，能夠幫助穩定情緒、避免起伏過大。

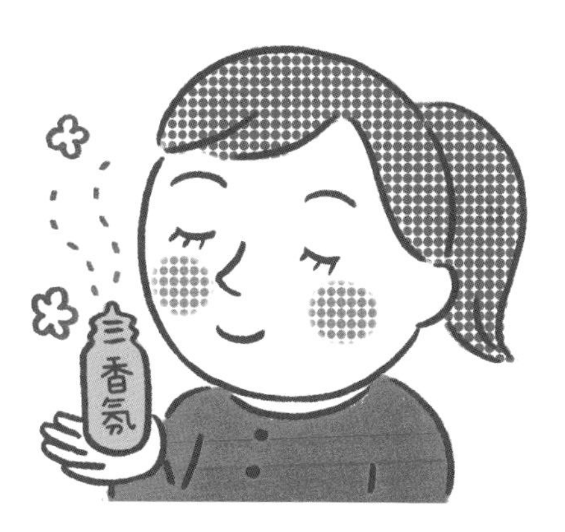

Column

「想瘦卻又好想吃」表示自律神經失衡了

之前我在第1章有提過，肥胖也是自律神經失調症的症狀之一。而關於這一點我想說明的是，假使有「想瘦卻又好想吃」的狀況，就表示你的自律神經已經失衡了。

實際上「好想瘦下來，可是又好想吃」，是許多人都會陷入的兩難困境，如果我說那是自律神經失調的狀態，大家可能會嚇一跳吧。可是，假使自律神經處於穩定狀態，應該就能做出「因為想瘦下來，所以現在還是不吃了」、「既然現在很想吃，那就吃吧」這種果斷明快的合理思考。

請各位要明白一件事，那就是身陷兩難、猶豫不決的狀態其實是很危險的。反過來說，即使正在減肥，假如能夠果斷地說「我就是要吃想吃的東西」，在多數情況下，反而能夠讓自律神經維持穩定，最後讓食慾趨於正常化。各位可能會覺得這是似是而非的悖論，但是請務必也試著從這樣的觀點去思考。重點是，要細細品嚐自己真正喜歡的食物。

Chapter

04

有助穩定自律神經的生活、運動、心靈照護

對自律神經有害的生活習慣是？

Doctor's Answer

不規律、缺乏運動、畏寒是大敵。

你是否有這種NG習慣呢？

要讓自律神經保持穩定，生活習慣也很重要。首先就從改掉會讓自律神經不穩定的NG習慣開始吧。而最具代表性的NG習慣，就是「不規律的生活」、「缺乏運動」、「會導致畏寒的生活」。

舉例來說，假使持續過著左頁那樣的生活，即使在其他部分有注意保持良好的習慣，自律神經還是一樣容易紊亂。因此，請記得先排除NG習慣，之後再執行好習慣。

94頁起介紹的方法對所有自律神經失調症皆有效果，如果有特別推薦的類型則會另外附註，請各位務必參考。

請先排除對自律神經有害的習慣，之後再執行好習慣。

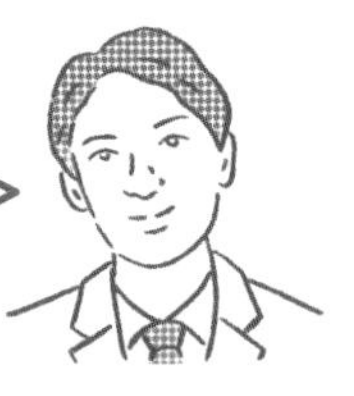

這些事情要留意！

會讓自律神經不穩定的生活習慣

以下列舉出會導致自律神經失調的生活習慣。是不是有許多人已經習慣這些行為了呢？為了穩定自律神經，還是從能夠做到的事情開始戒除吧。

NG!

讓身體受寒

畏寒雖然是自律神經失調症的症狀，反過來說，寒冷也會使得自律神經失調症惡化。因為受寒會妨礙血液循環，而且寒意本身也會成為一種壓力。

吃完飯馬上躺下

吃完飯就躺下，會讓胃和食道呈現水平以致胃酸逆流，結果容易引發胃灼熱。這種狀況若反覆發生會形成一種壓力，導致自律神經變得不穩定。

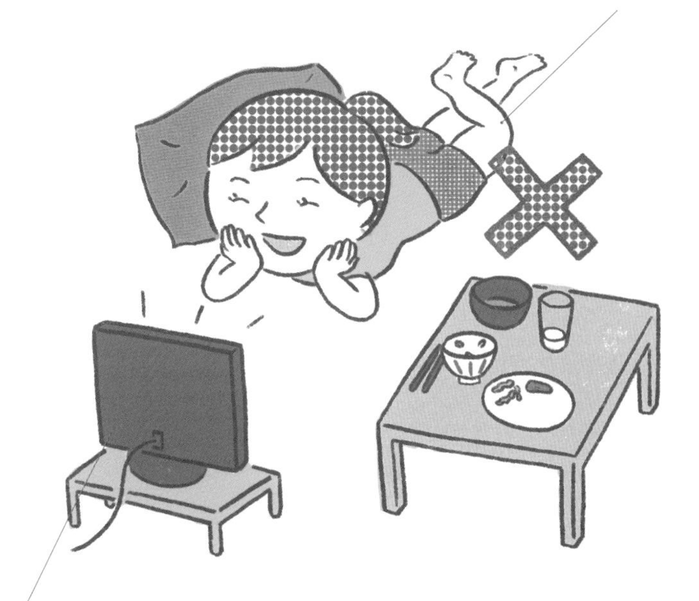

趴著看電視

如果有趴著看電視的習慣，也會因為胃和食道呈現水平而引發胃灼熱，進而導致自律神經紊亂。

不規律的生活

假使持續過著起床、就寢、用餐的時間每天都大不相同的生活，生理時鐘就會亂掉，自律神經也會跟著變得不穩定。

久坐不動

缺乏運動久了會讓血液循環變差，自律神經的功能也隨之下降。尤其現代人常見的久坐生活方式更是NG。請記得要多起身做點運動和伸展。

對自律神經有益的生活習慣是？❶

Doctor's Answer

利用「晨光」和「早餐」重新設定生理時鐘。

唯有每天校準，生理時鐘才不會亂掉

如同之前在第1章、第2章也提過的，自律神經和「生理時鐘」關係密切。而生理時鐘若是放著不管，週期就會走得比24小時稍長一些，所以如果不重新設定，就會不斷地往後推延。

生理時鐘的重設開關是沐浴晨光和吃早餐。只要藉著晨光和早餐，每天校準生理時鐘，自律神經就容易保持穩定。各位可以嘗試執行左頁列出的內容。

這個方法對於熬夜導致早上睡過頭型和煩躁、敏感型的人尤其有效。

每天校準生理時鐘有助於穩定自律神經。

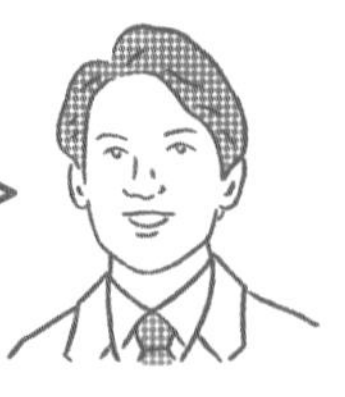

每天都要確實執行

陽光和早餐是生理時鐘的重設開關

早上只要沐浴陽光，睡眠荷爾蒙褪黑激素就會停止分泌，所以也能幫助腦袋徹底清醒。除此之外，陽光還有促進調整自律神經的血清素分泌的效果。

沐浴晨光

早上起床後立刻沐浴晨光，有助於重新設定生理時鐘，同時也能幫助晚上入睡。只是打開窗戶讓陽光照進來也OK。

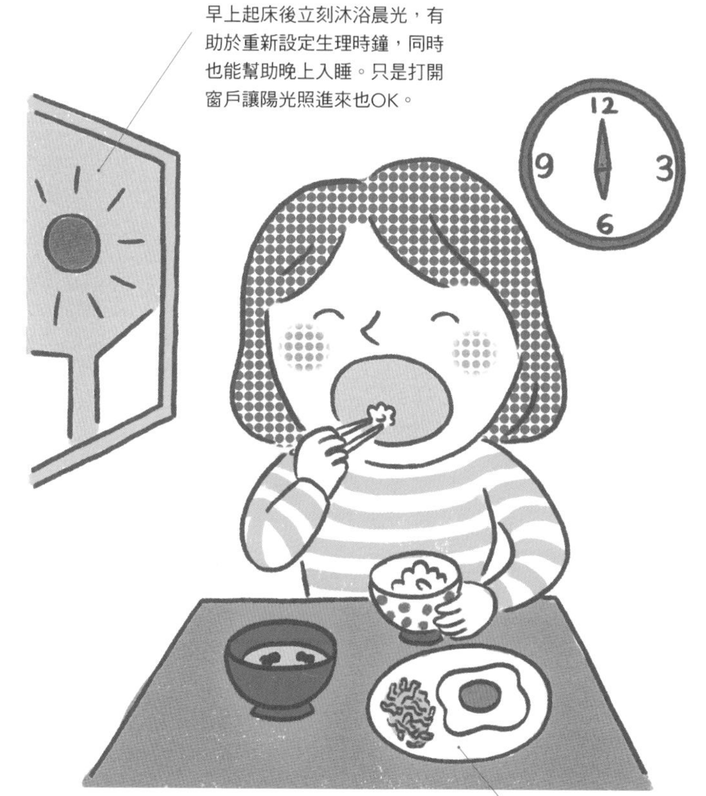

在固定時間吃早餐

吃早餐也可以調整生理時鐘。建議選擇製造血清素所需的色胺酸含量多的魚、肉、黃豆製品、蛋、堅果、香蕉等食物。

對自律神經有益的生活習慣是？❷

Doctor's Answer

藉由泡澡舒緩緊張情緒。

有增強副交感神經的效果

現代人大多都處於自律神經中，負責製造緊張亢奮的交感神經較為強勢的狀態，因此有必要增強副交感神經以保持平衡，而泡澡就是一個不錯的方法。只不過，水溫過高或泡太久反而會提高交感神經的作用，有可能會造成反效果。

想要增強副交感神經並且達到平衡，不妨可以試試左頁介紹的泡澡法。在好的時間點泡澡，還有助於晚上獲得好品質的深層睡眠。

這個方法尤其推薦給煩躁、敏感型和熬夜導致早上睡過頭型的人。

藉由泡澡讓自律神經維持平衡，同時獲得良好的睡眠品質。

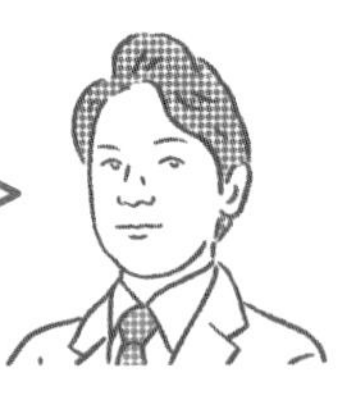

好好放鬆吧

對自律神經有效的泡澡法

泡澡或淋浴的水溫偏高會刺激交感神經，所以對於幫助早上腦袋清醒很有效果，可是卻不適合想要好好放鬆的時間帶。傍晚以後，請以下方的泡澡法來增強副交感神經。

水溫為38℃左右的微溫狀態

雖然會因季節而異，不過基本上是38℃左右的微溫狀態。但如果是寒冷的冬天等時期，很難用這樣的水溫來溫暖身體的話，就稍微提高溫度吧。

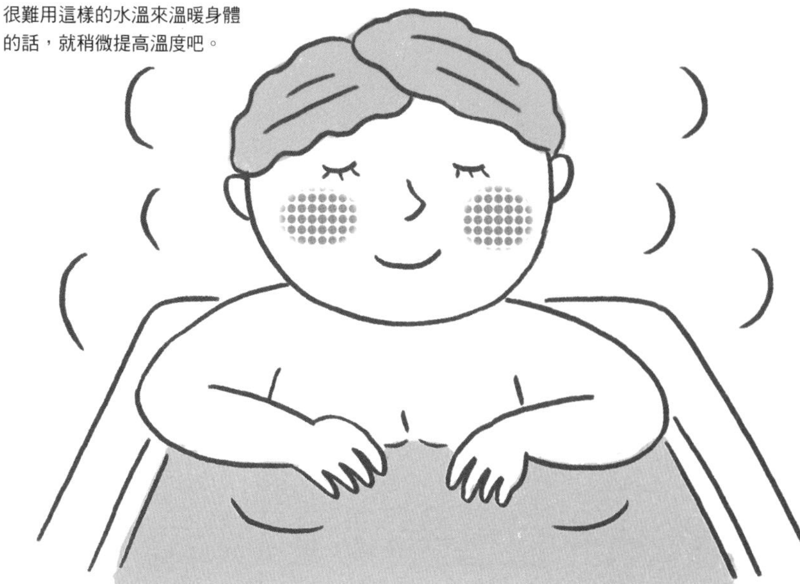

泡澡時間建議在睡前1小時

人在入睡時，深層體溫會緩緩下降。若是睡前1小時泡澡，就可以在體溫下降的時間點上床睡覺，所以能夠很快地進入夢鄉。

最佳泡澡時間為10分鐘左右

泡太久有可能會因為體溫上升太多，而提高了交感神經的作用。要增強副交感神經，建議泡10分鐘左右最剛好。

對自律神經有益的生活習慣是？❸

Doctor's Answer

光是「充分咀嚼」即可穩定情緒。

咀嚼有許多效用

每次進食都能實踐的自律神經穩定法，就是「充分咀嚼」。充分咀嚼能夠促進穩定自律神經的血清素分泌，此外還會刺激飽食中樞，對於預防肥胖和減肥也很有效果。

另外，充分咀嚼可以磨碎食物、促進唾液分泌，消化也會因此變得順暢。有了充足的唾液，來自腸胃的消化液的分泌狀況也會變好，進而有助於進行二次、三次消化。

腸胃功能好轉，對於穩定自律神經很有幫助。尤其熬夜導致早上睡過頭型的人，千萬要記得充分咀嚼喔。

充分咀嚼是非常簡單就能做到的自律神經調整法。

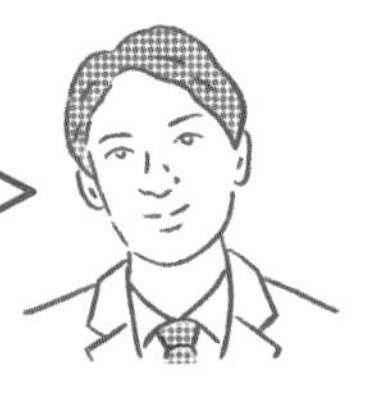

簡易方法就能控制

透過咀嚼調整自律神經

能夠調節自律神經的血清素，會因為「韻律運動」而提高分泌量。而咀嚼這件事，是我們日常每一天都在做的韻律運動。請每一餐都有意識地好好咀嚼，藉此促進血清素的分泌。

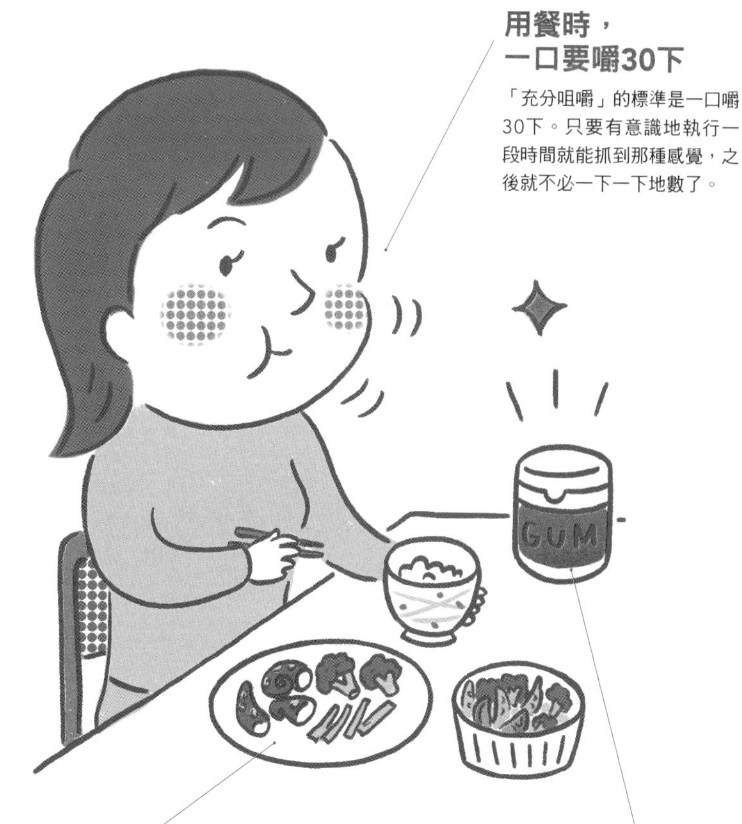

用餐時，一口要嚼30下

「充分咀嚼」的標準是一口嚼30下。只要有意識地執行一段時間就能抓到那種感覺，之後就不必一下一下地數了。

選擇有嚼勁的食物

柔軟的食物有時很難咀嚼到30下。想要充分咀嚼，多吃些牛蒡、海藻、蔬菜等有嚼勁的食物也很重要。

口香糖也很有效

建議也可以嚼口香糖。棒球選手嚼口香糖，是為了放鬆、讓心情平靜下來，所以覺得煩躁時，不如就嚼嚼口香糖吧。

對自律神經有益的生活習慣是？❹

Doctor's Answer

只要展露笑容就能產生幸福荷爾蒙。

光是上揚嘴角就能達到效果

近年來，「笑」的效用備受矚目。甚至有研究結果顯示，欣賞完單口相聲等表演後，人體的免疫細胞會增加。笑能夠提高穩定自律神經的血清素，以及振奮低落情緒的β腦內啡的分泌量。因此，盡量找到機會就笑一笑，對於穩定自律神經很有助益。

目前也已知光是上揚嘴角，即可促進血清素等荷爾蒙的分泌。因為據說上揚嘴角，會讓大腦產生「快樂」的錯覺。這個方法尤其推薦給荷爾蒙平衡型的人嘗試。

不只是「因為開心才笑」，「笑了之後才感到開心」也是有可能的。

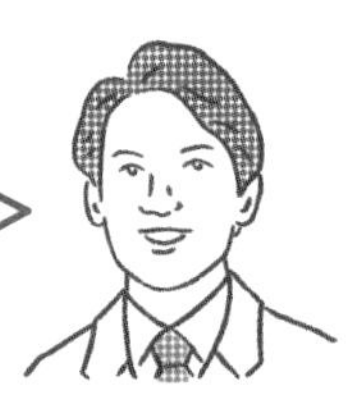

免疫力也會UP！

笑是超簡單的自律神經調整法

只要上揚嘴角展露笑容，人體就會分泌出「幸福荷爾蒙」血清素和「快樂荷爾蒙」β腦內啡。如此達到的效果，據說和吃下多達2000支巧克力棒的幸福感不相上下。

用手指提起嘴角也OK

能夠有意識地讓嘴角大大上揚是最好的，如果有困難的話，用手指幫忙也沒關係。每天照鏡子時，都試著做個幾次吧。

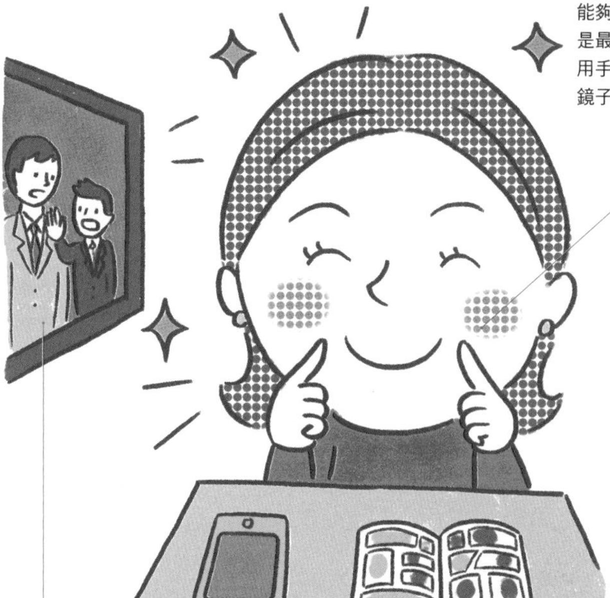

看有趣的節目、影片、漫畫讓自己開懷大笑

例如電視上的搞笑節目、網路上的有趣影片、搞笑漫畫等，看看符合自己笑點的內容，盡情地開懷大笑吧。

笑的效用

免疫細胞中，尤其會因為笑而提高活性的，是對於殺死癌細胞有效的NK細胞。多展露笑容，讓身心皆保持健康平衡的狀態吧。

對自律神經有益的生活習慣是？❺

Doctor's Answer

偶爾試著改用非慣用手吧。

有點困難但很有趣！

使用非慣用手讓心情煥然一新

用非慣用手吃飯或下廚可能會有危險，所以並不建議，不過像是刷牙、練習寫字等就沒問題。各位不妨抱著輕鬆玩樂的心情試試看。

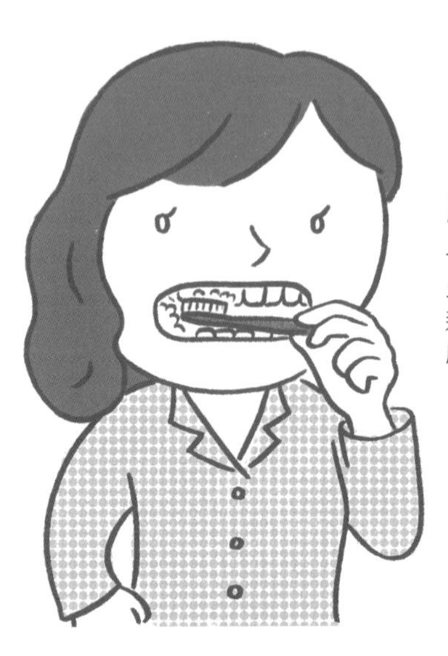

用左手刷牙

一開始會很難拿捏力道，不過久了就會漸漸習慣了。這麼做還有一個好處是，能夠刷到慣用手不易刷到的地方。

活化右腦，還能夠穩定精神

人腦可以大致分為右腦和左腦，兩者各自具備不同的功能。右腦主要負責影像、情感、直覺、空間等非語言類的資訊處理，左腦則主要進行邏輯、計算、分析、推論等語言類的資訊處理。

多數人都是右撇子，而使用右手會刺激掌管語言類的左腦。當自律神經紊亂、思緒停滯不前時，試著使用左手有助於活化右腦，使情緒穩定。

至於左撇子的人使用右手，則反而能夠幫助自己冷靜看待事物。這個方法尤其推薦災害不適型的人嘗試。

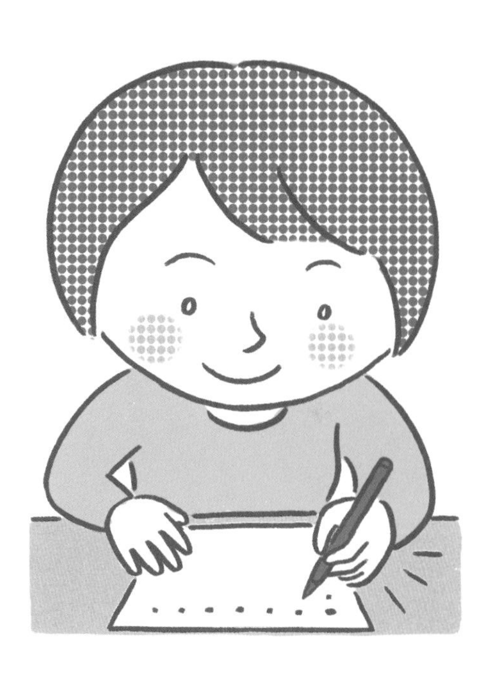

用左手寫字

一開始雖然會像小孩子寫字一樣歪七扭八，不過練習久了就會寫得愈來愈好看。正因為不好寫，專注力才會對右腦帶來刺激。

● 如果是左撇子……

左撇子的人多半也能在一定程度上使用右手，而這麼做能夠刺激平時較少使用的左腦。

當思緒停滯不前時，不妨試著使用非慣用手吧。

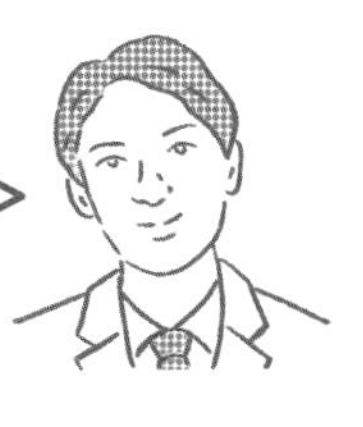

對自律神經有益的運動是？❶

Doctor's Answer

延伸背脊，採取腹式呼吸。

簡單容易但是效果絕佳

雖然「運動」容易給人激烈的印象，但如果只是延伸背脊深呼吸，應該就能輕鬆辦到了吧。這麼做也是一項很好的運動，而且對於調整自律神經十分有效。只要延伸背脊，維持姿勢所需的背、腰、臀部的抗重力肌就會啟動。同時，與自律神經關係密切的正腎上腺素會被分泌出來，讓自律神經保持穩定。

再來，深呼吸也具有穩定自律神經的效果。「延伸背脊深呼吸」雖然簡單，卻是非常適合用來調整自律神經的運動。對於容易過度呼吸的災害不適型，尤其能夠發揮絕佳效果。

心情低落或煩躁時，記得要延伸背脊深呼吸！

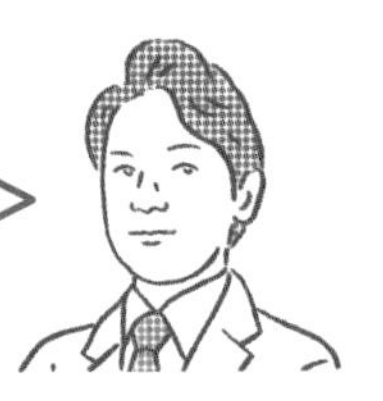

能夠增強抗壓性！

延伸背脊＋深呼吸

有一項研究結果顯示「人光是保持良好姿勢，抗壓性就會變好」。由於自律神經失調症的患者容易呈現低頭駝背的姿勢，因此建議可以從延伸背脊開始做起。

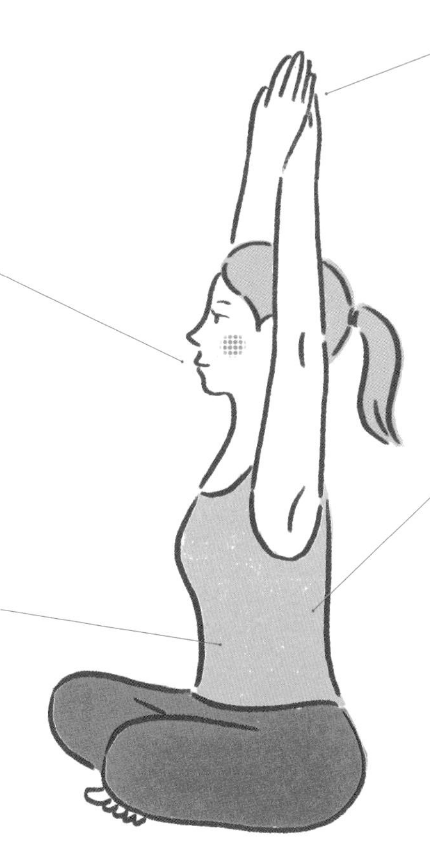

抬起手臂更加有效果

即便只是做出像是高呼「萬歲！」那樣也沒關係，不過若能像插圖一樣扭轉手腕、讓手掌相對，手臂和背脊會延伸得更徹底。

注意吐氣

比起吸氣，更要將意識擺在吐氣上。吐到「沒辦法再吐了」之後，空氣自然而然會被吸進體內。吐氣的時候要一直維持姿勢不變。

延伸背脊

看向正面，挺胸將背部延伸拉長。之前經常彎腰駝背的人可能會需要稍微努力一點，不過試過之後應該會感覺非常舒服。

吐氣時讓肚子內凹

隨著吐氣，有意識地讓肚子往內凹陷，這樣就能做到腹式呼吸法。等到習慣之後就不需要刻意為之，能夠自然而然地做到。

對自律神經
有益的運動是？ ❷

Doctor's Answer

活動肩胛骨

是一大重點。

簡單又有效

有效活動肩胛骨的運動

我本身在看診的空檔，也會上午做兩次、下午做一次抬放肩膀和繞肩的運動。因為要是不這麼做，就會因為疲勞而讓心情變得煩躁焦慮，所以這是我每天必做的動作。

抬放肩膀

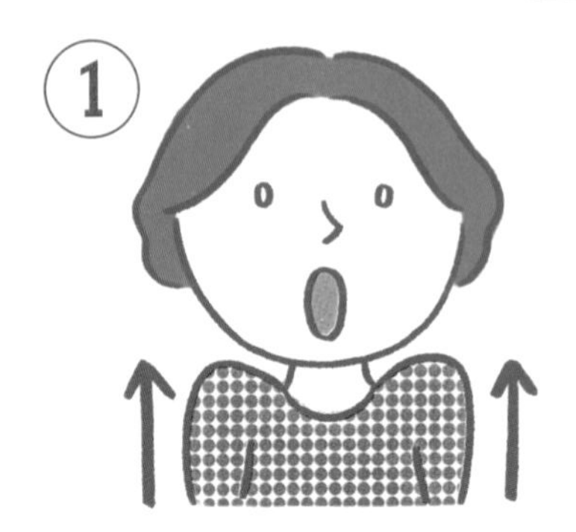

一邊吸氣，一邊抬起肩膀。抬到極限之後，進入②的動作。

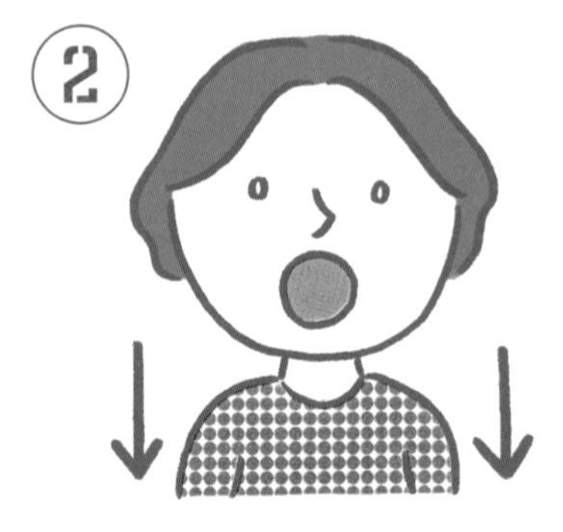

一邊大口吐氣，一邊重重地將肩膀往下放。注意頭不要前傾或後傾，一共做5次左右。

有不適症狀者多半肩胛骨僵硬

以我的看診經驗來說，有自律神經方面的不適症狀的人，幾乎都有肩胛骨周圍僵硬，結果導致肩頸痠痛的問題。活動肩胛骨使其放鬆非常重要，因為充分活動肩胛骨能夠消除緊張、放鬆心情，有助於穩定自律神經。

肩胛骨可以透過非常簡單的運動來達到放鬆效果。請務必養成做這兩種體操的習慣，這麼一來不僅肩膀放鬆了，一定也能感受到心情輕鬆許多。推薦給容易緊張的災害不適型嘗試。

繞肩

將兩手的手肘往左右打開，雙手輕輕握拳靠近腋下。用手肘盡量畫大圓，往前繞5次、往後繞5次。

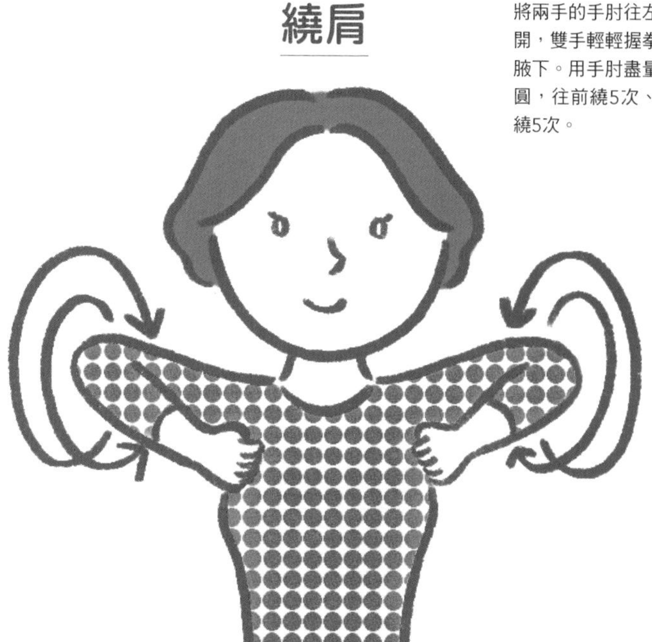

放鬆肩胛骨能夠讓副交感神經確實發揮作用。

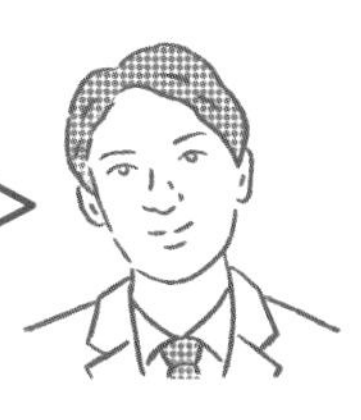

對自律神經有益的運動是？❸

Doctor's Answer

心情也會為之開朗的原地小跳步20秒。

隨時隨地都能做

「想運動卻沒時間。」

「出門慢跑好麻煩，總是無法持之以恆。」

如果有這種情形，推薦各位一項立刻就能做的運動：「原地小跳步20秒」。因為只要20秒就能完成，所以像是在等微波爐加熱、等水燒開的時候等，可以利用各種零碎的時間完成運動。而且，因為「原地」就能完成，所以也不需要特地外出。

試過之後就會明白，儘管只有短短20秒，也能達到相當充分的運動效果。更重要的是，小跳步這個動作會讓心情也跟著開朗起來，因此特別推薦給災害不適型的人。

孩童時期再熟悉不過的小跳步。重拾童心，試著做做看吧。

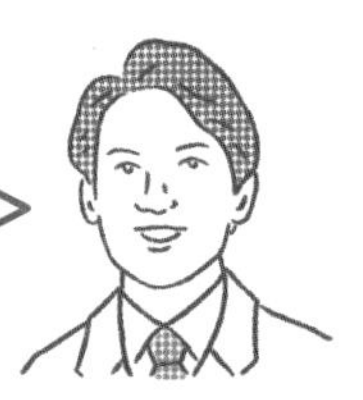

強度也能隨心所欲

原地小跳步20秒的做法

「原地小跳步20秒」的優點在於非但不需要道具、不挑場所、極短時間內就能完成，還可以因應體力和狀況，隨意改變運動強度。請配合當下的身體狀況和心情試著做做看。

在腦中設定節奏

在腦中設定節奏，以一定的速度跳躍。這麼做也有助於促進血清素分泌。一邊哼喜歡的曲子一邊進行，也是不錯的方法。

大幅擺動手臂會更有效

小跳步時若能盡量大幅擺臂，則效果會更好。因為擺臂會讓腳的動作加大，讓手臂和肩膀也運動到。

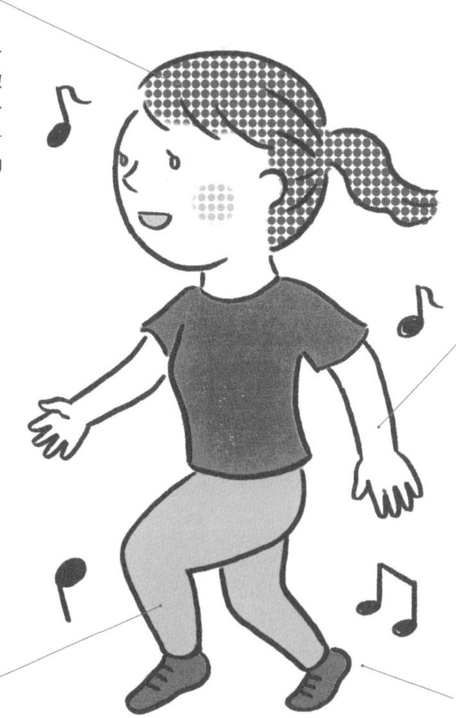

在同個位置跳躍

因為動作是在「原地小跳步」，自然不需要前進，只要在同個位置跳躍即可。如果稍微前進會比較好跳，那麼稍微繞圈子也OK。

跳躍高度依當時狀況決定

改變跳躍的高度就能改變運動的難易度。請配合當下的身體狀況和心情，以能夠樂在其中的強度活動身體。

對自律神經有益的運動是？❹

Doctor's Answer

能夠調整身心的最強深蹲。

此方法適合能輕鬆做到的人

基本的深蹲方式

首先介紹的是「基本的深蹲」。有一定體力、能夠輕鬆做到的人請嘗試這個動作。只要留心以下舉出的注意事項和重點，就能有效且安全地進行。

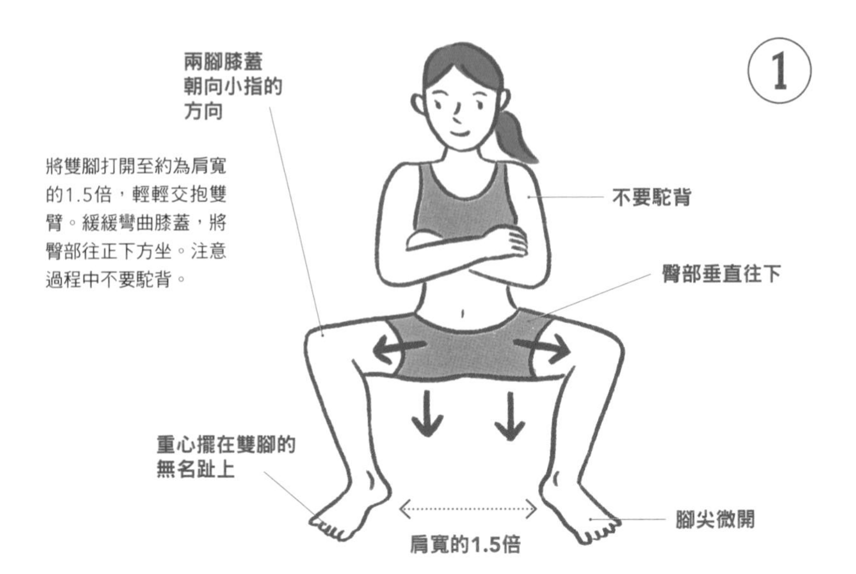

可以配合體力和心情執行

想要調節自律神經，保有一定程度的肌肉量也很重要。肌肉能夠讓血液循環和代謝變好，自律神經也容易保持穩定。鍛鍊肌肉還有助於促進肌肉激素分泌，而這種荷爾蒙據說也有提升免疫力、防止憂鬱的功效。

能夠輕鬆執行又能鍛鍊到大肌群的運動就是深蹲。這裡會介紹基本的深蹲，以及使用椅子進行的深蹲。椅子深蹲是我想出來的方式，優點是連不習慣運動和沒有體力的人也能做到。請挑選自己可以接受的方式執行。

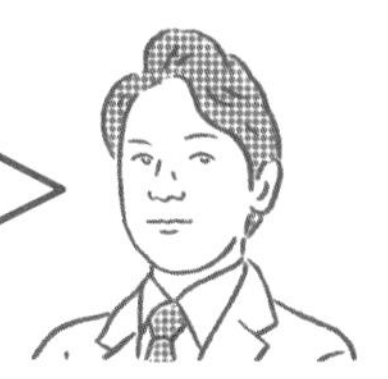

深蹲可以邊看電視邊做，
請務必養成每天深蹲的習慣。

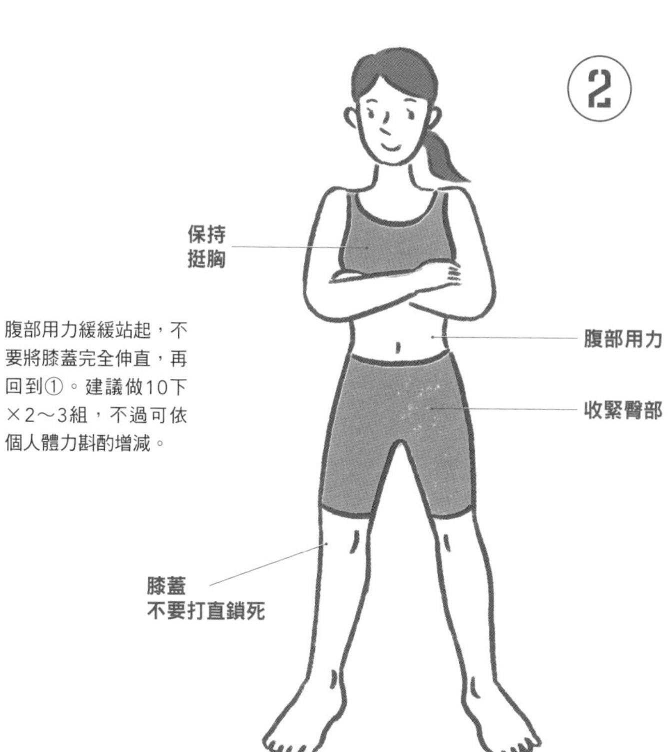

腹部用力緩緩站起，不要將膝蓋完全伸直，再回到①。建議做10下×2～3組，不過可依個人體力斟酌增減。

不習慣運動的人也OK

假裝坐椅子深蹲

這是利用「坐椅子」的習慣動作來進行的深蹲。雖然因為是「假裝坐椅子」，所以實際上並不會坐在椅子上，不過由於臀部下方有椅子，即使是不習慣運動的人也能放心執行。

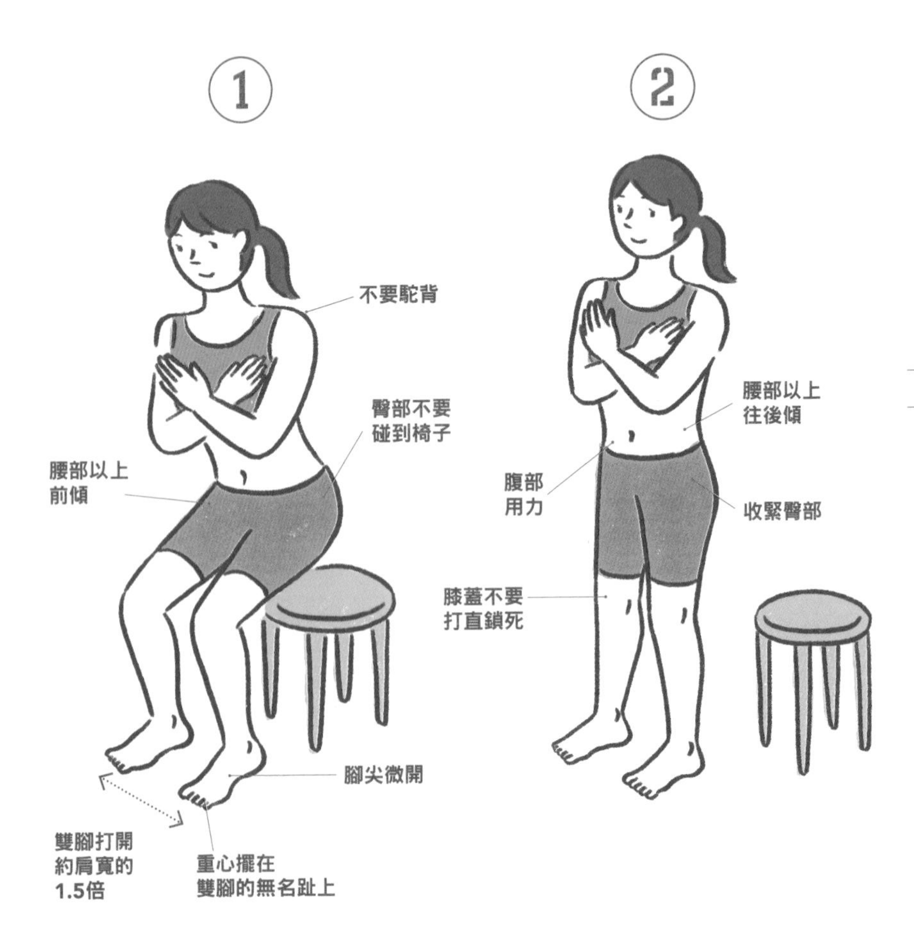

在後方擺張穩定的椅子，雙腳打開約肩寬的1.5倍，輕輕交抱雙臂。將臀部往後推，像是要坐下一樣緩緩地讓臀部靠近椅子。

實際上並沒有真的坐下，腹部用力站起來並收緊臀部。站起時不要將膝蓋完全伸直，然後回到①。建議做10下×2～3組。

沒有體力的人也辦得到

坐7秒深蹲

這種深蹲方式雖然真的有坐在椅子上，不過動作的重點在於「花7秒坐下」。藉著花7秒時間緩緩坐下，自然而然地鍛鍊肌力，是相當安全又有效的做法。

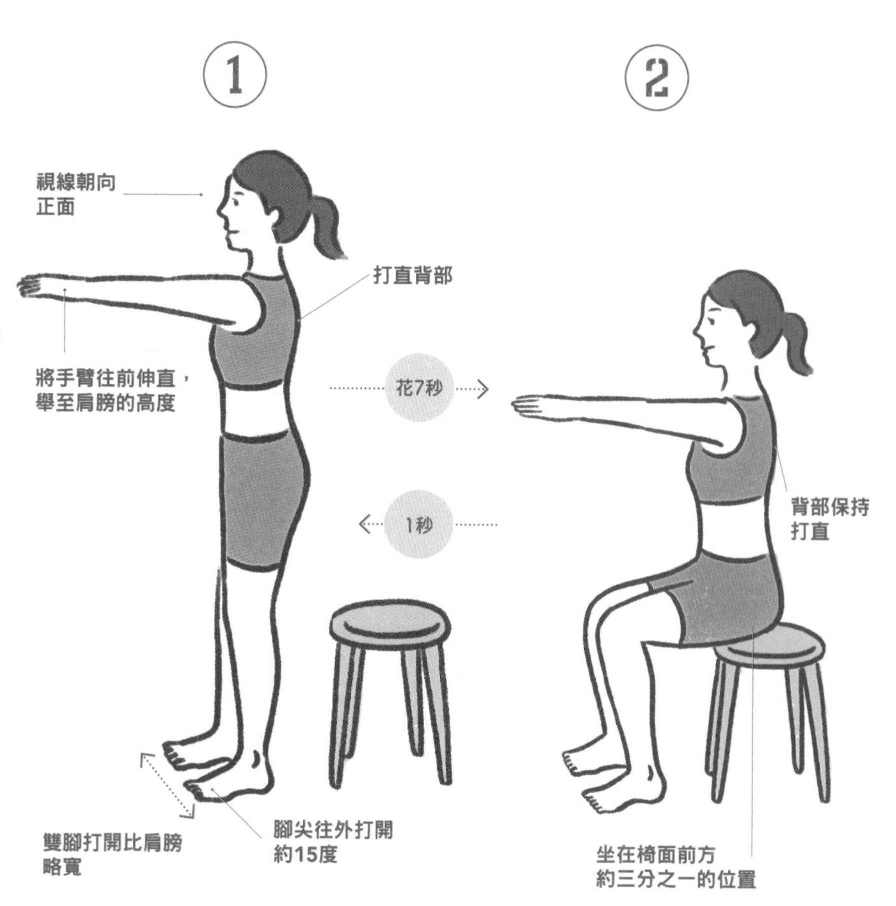

在後方擺張穩定的椅子，雙腳打開至比肩膀略寬，手臂往前伸直。數「1～2～3……」一共花7秒坐在椅子上。

坐在椅面前方約三分之一的位置，然後數「1～」站起來。回到①，重複動作。建議1天可以做10次，在日常生活中執行也OK。

穩定自律神經的奇招是？❶

Doctor's Answer

列出待辦清單後默默地完成。

祕訣是立即行動，不要想太多

現代人的自律神經失調症大多都伴隨著腦疲勞。因為在煩惱和壓力之下，思緒會無限循環地陷入負面迴圈。

這種時候，逃離負面迴圈的祕訣就是「不管三七二十一，總之做了再說」。藉由活動身體讓腦袋放空，重新進行設定。

而要做到這一點，寫下「待辦清單」，也就是該做的事情，然後什麼也不想地將其完成是最好的。

只要專心地活動身體、完成所有待辦清單上的事項，通常那份成就感都會將讓人將煩惱拋諸腦後。

緩解身體的疲勞要讓身體休息，
腦部的疲勞則要靠活動身體來消除。

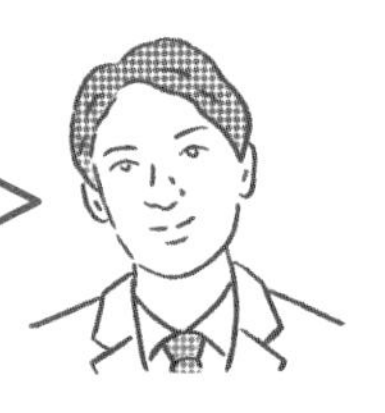

利用待辦清單一掃負面思考

一般人常會以為思考與行動是可以同時進行的，但其實這兩者要同時做到極致、徹底非常困難。因此，專注地活動身體能夠斬斷停滯不前的思緒。

寫下要做的事情

機會難得，不如就把所有本來想打掃卻沒能實行的地方列出來吧。這樣不僅家裡會變得清潔溜溜，心情也會為之煥然一新。

由上而下依序完成清單

「從哪件事開始做好呢？」、「接下來要做什麼……」像這樣左思右想是不行的。從清單中的第一項開始，依序機械性地完成所有事項，讓腦袋沒有出場機會是最大重點。

待辦清單
・洗衣服
・打掃房間
・整理冷凍庫
・整理舊書
・收拾玄關

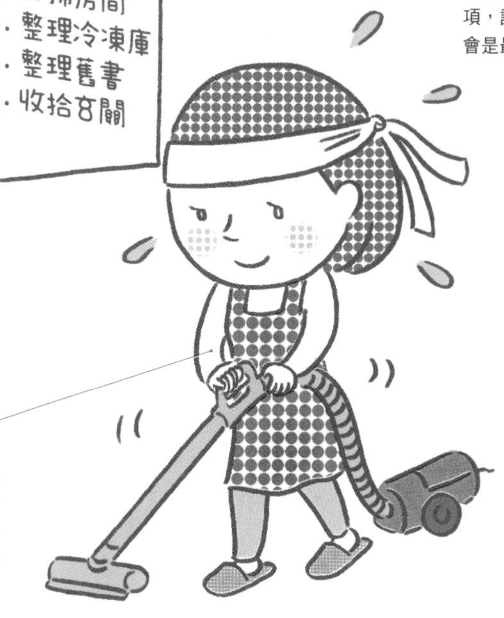

祕訣是積極地活動身體

「該做的事情」中當然也可能會有計算、電腦作業等需要用到腦的事情，但這時請先暫時避開那些，列出單純的勞動工作。

穩定自律神經的奇招是？❷

Doctor's Answer

與人相處的「附和誇獎」技巧。

即使是和不對盤的對象也能順暢交談

像是愛喜歡長篇大論的人、話中帶刺的人、喜歡自吹自擂的人等，光是交談就令他人感受到壓力的人可說是無處不在。

話說如此，在人際關係中，要避免與那些人對話並不容易。這種時候，會建議各位運用「附和誇獎」的對話術，也就是多多使用左頁中可以用來接續對話的句子。只要視當下的情況，從中選出適合的句子來回應，溝通就會出乎意料地順利，並且順暢地持續下去。

而且，因為就算不深入探究也能和對方進行對話，心理壓力也會大幅減低。請各位務必嘗試看看。

由於「附和誇獎」的句子大多是讚美的話，對方聽了也會覺得很開心。

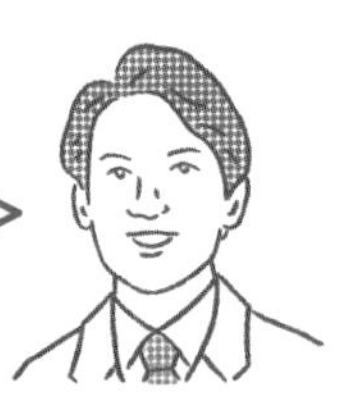

魔法般的溝通術

多多運用「附和誇獎」技巧吧

面對讓人覺得「不對盤」、「好討厭」的對象，就試著堆起笑容使用「附和誇獎」的方法吧。沒有人會討厭被人稱讚。說不定還會看到對方像是害羞的表情等，令人出乎意料的一面喔。

真不愧是○○耶！
我都不知道耶！
你好厲害喔！
你的品味真好！
原來如此啊！

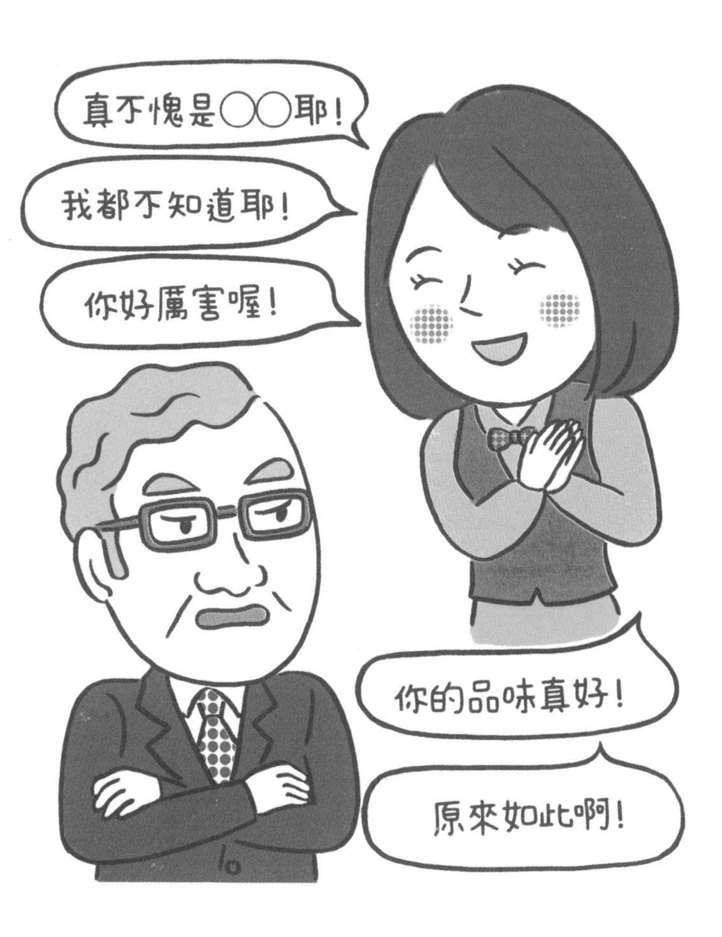

穩定自律神經的奇招是？ ❸

Doctor's Answer

利用燈光的魔法關照心靈。

祕訣是依據時間帶區別使用

無論是自律神經或是生理時鐘，都與「光線」有著密切關聯。一旦在晚上見到明亮強烈的螢光燈光線，或是手機、電腦螢幕有藍光的光線，睡眠荷爾蒙褪黑激素的分泌就會受到抑制，讓人難以入睡。同時，晚上原本應該是副交感神經增強的時間帶，卻會因為交感神經持續維持興奮狀態而無法入眠。

睡前2小時，請切換成具有放鬆效果的白熾燈或黃光螢光燈的光線。這些偏橘的暖色調光線會提高副交感神經的作用，讓人擁有舒適的睡眠。

請巧妙地調節房間的照明，調整生理時鐘和自律神經。

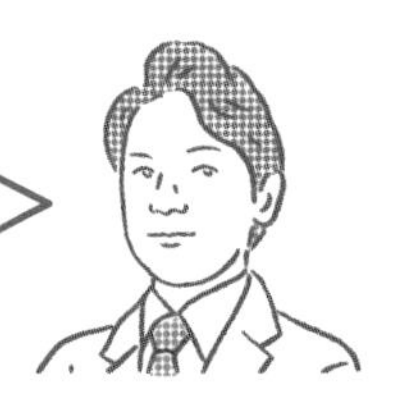

有放鬆的效果

好好活用暖色調光線

以前的螢光燈只有偏藍的白色光線，但是最近也有販售類似白熾燈的黃光了，而且LED也是一樣。傍晚以後請使用白熾燈，或是黃光的螢光燈、LED。

從睡前2小時開始……

◎ 白熾燈的光線
○ 黃光的螢光燈或LED
× 白光的螢光燈或LED

避免直接接觸光源

即便是暖色調的光線，可以的話最好還是要使用燈罩，避免光源直接接觸到眼睛。也推薦採用照亮牆壁或天花板的間接照明。

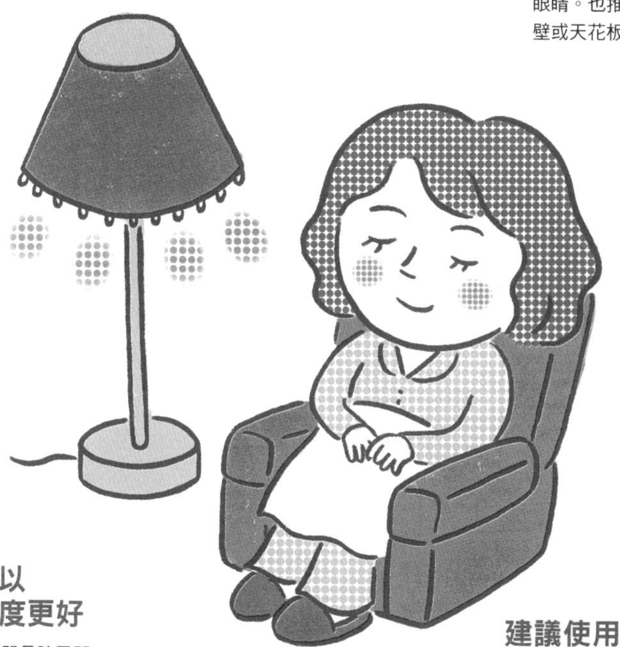

如果可以調整亮度更好

最近的照明器具除了開、關之外，有些還可以階段性地調節亮度。如果是這種照明器具，就能調整成對身體有益的亮度，非常方便。

建議使用白熾燈（暖色調光線）

白熾燈的光線性質對於自律神經最有益，不過缺點就是會發熱和壽命較短。假使在意這一點，建議可以改用黃光的螢光燈。

穩定自律神經的奇招是？ ❹

Doctor's Answer

有效舒緩煩躁的胸鎖乳突肌按摩。

這裡聚集了血管、淋巴、神經、穴道

心情煩躁時，可以隨時隨地讓情緒迅速平靜下來的方法，就是「按摩胸鎖乳突肌」。

胸鎖乳突肌是一條沿著脖子的側邊，從耳下延伸至鎖骨的肌肉。許多連結腦部和身體的重要血管、淋巴管、神經都有經過這裡，甚至還聚集了不少穴道。

由於胸鎖乳突肌同時也是容易因壓力而僵硬的部分，所以常會在不知不覺間變得硬梆梆，進而對腦部、自律神經的作用帶來不良影響。因此，輕柔地按摩胸鎖乳突肌能夠舒緩僵硬痠痛、調節自律神經，煩躁的情緒也會隨之平靜下來。

胸鎖乳突肌太過緊繃，
會導致交感神經過於緊張。

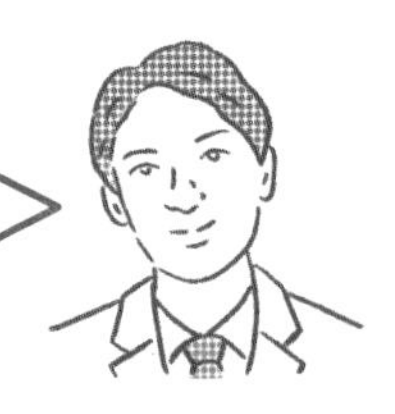

緩解緊繃

胸鎖乳突肌的按摩方式

只要按照下面的方式，馬上就能找到胸鎖乳突肌。這個部分因為有重要的血管和神經通過，所以千萬不可用力按壓、揉捏，請輕柔地按摩就好。

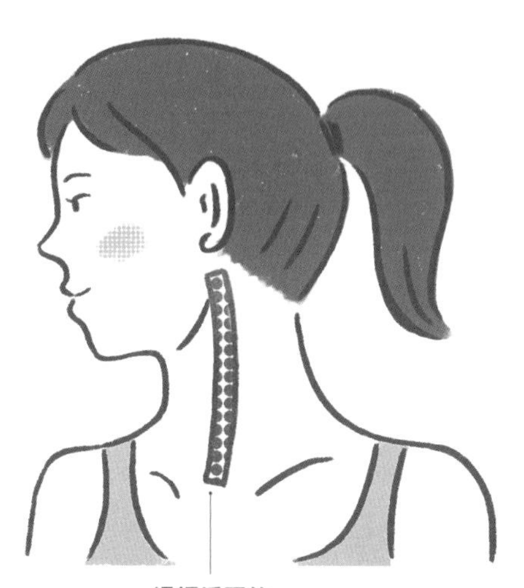

①

將脖子向右轉到底

將脖子向右轉到底時，在左耳下方～鎖骨間浮現的肌肉線條就是胸鎖乳突肌。只要用手觸摸，立刻就能感覺到突起的肌肉。

摩擦之後輕柔地揉捏

先摩擦胸鎖乳突肌一會，之後再用手指夾住肌肉輕輕揉捏。等到僵硬感消失了，就換按摩另一邊。

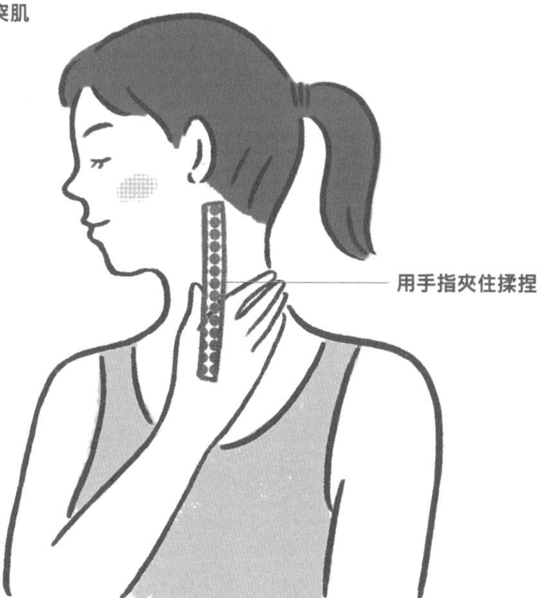

對自律神經有效的穴道是？

Doctor's Answer

不同症狀各有特效穴道。

配合在意的症狀給予刺激

在上一章有提到「以漢方為代表的東方醫學擅長治療自律神經失調症」。而穴道也是東方醫學的治療方法，能夠為自律神經失調症的治療發揮莫大功效。

東方醫學認為，人的全身有著「經絡」也就是氣（東方醫學所說的生命能量）的通道。假設經絡是鐵路，那麼穴道（經穴）就是途中的各個車站。只要刺激穴道，刺激就會通過經絡傳入體內，即使是遠離患部的位置也能發揮效果。

對自律神經失調症容易出現的症狀有效的穴道，如124～125頁所示。請依據自己的症狀，選擇相應的穴道給予刺激。

標示穴道位置的長度，通常是以「本人的指幅」為標準。124～125頁的穴道解說中的「指幅」，除了大拇指和有特別指定的之外，請使用「2根＝食指和中指，3根＝食指～無名指，4根＝食指～小指」的寬度。

尋找穴道時不要完全遵從解說的位置，而要用手指按壓那附近，假使有明顯的疼痛或舒爽的疼痛感，就表示按對地方了。

給予刺激時，感覺「又痛又舒服」的力道最有效果。如果是用手指按壓，基本上是按壓5秒後休息5秒，一共反覆5次。

可自行找尋按壓

穴道的找法和刺激法

只要找到穴道，之後就可以隨時自我保健，非常方便。各位不妨趁著這個機會試著刺激各個穴道，找出對自己有效的特效穴道，只不過要注意千萬不可用力按壓。

•穴道的找法

標示穴道位置的「〇根指幅」，是指自己的手指（食指等）的寬度。先掌握住大概位置，然後自行在附近按壓尋找。如果按下去有明顯的感覺，就表示找對地方了。

•用手指按、揉、推

刺激穴道的方法很多，其中最基本的就是用手指按、揉、推。不管哪種方式，只要用感覺又痛又舒服的力道進行都有效。

•使用市售的治療工具

像是貼布型的磁石、不留痕跡的簡易灸貼等，使用市售的治療工具也可以給予刺激。市面上也有販售用來按壓穴道的各種器具。

•背部可以用網球來按摩

背部的穴道很難自己按到，不過只要仰躺著，將網球放在穴道和地板之間，就能利用自身體重給予刺激。

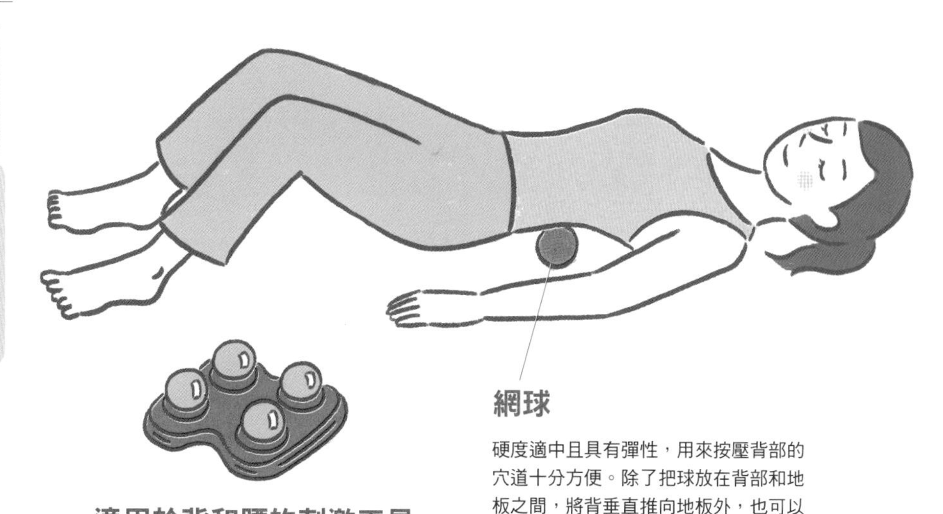

網球

硬度適中且具有彈性，用來按壓背部的穴道十分方便。除了把球放在背部和地板之間，將背垂直推向地板外，也可以用滾動的方式給予刺激。

適用於背和腰的刺激工具

市面上也有販售各種躺著就能按摩背和腰的專門工具。重點是選擇硬度適中、可以舒服地給予刺激的種類。

不同症狀的特效穴道 ①

對自律神經有效的穴道（身體前側）

這些是對自律神經失調症的多數症狀有效的穴道之中，位於身體前側的穴道。身體前側的穴道雖然可以輕易地自行按壓，但如果想要持續地給予刺激，利用磁石貼布也是不錯的方法。

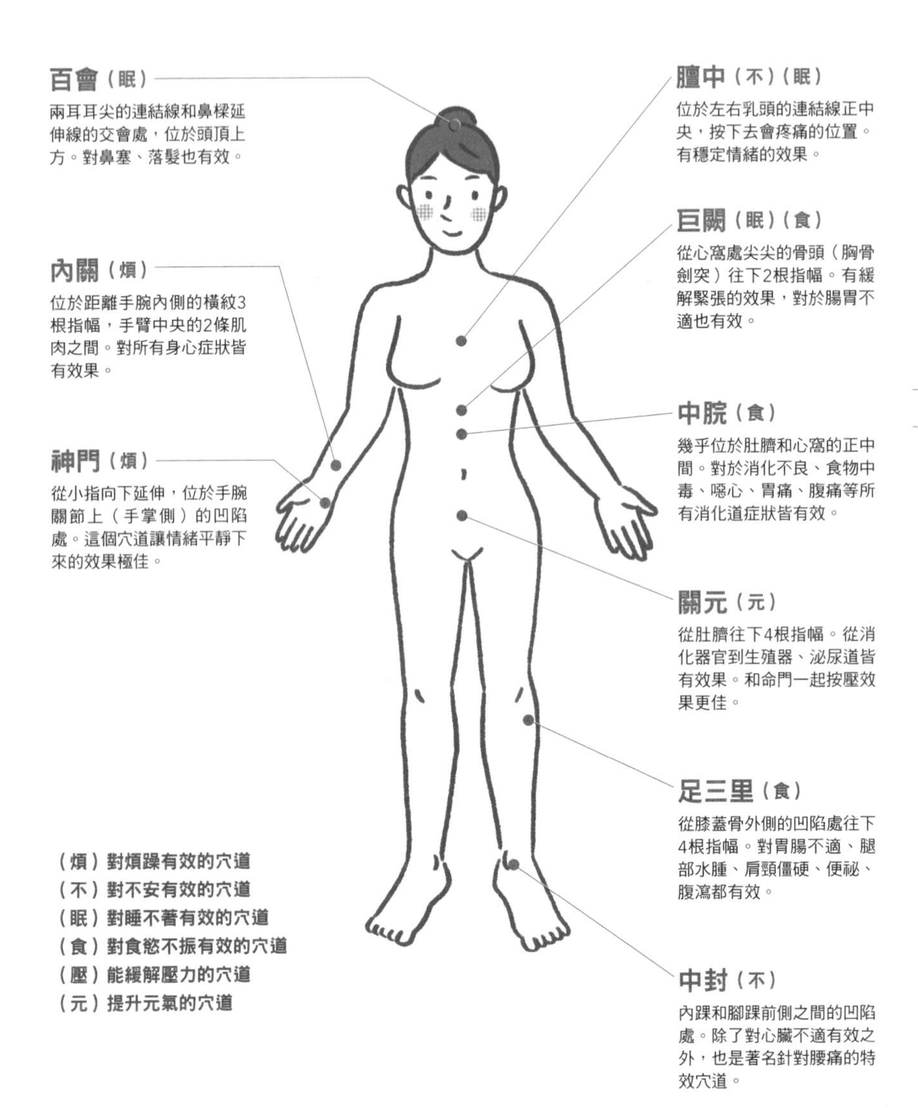

不同症狀的特效穴道 ②

對自律神經有效的穴道（身體後側）

這些是對自律神經失調症的多數症狀有效的穴道之中，位於身體後側的穴道。身體後側的穴道因為很難自己用手指去刺激，所以最好像123頁介紹的一樣活用球或刺激工具。

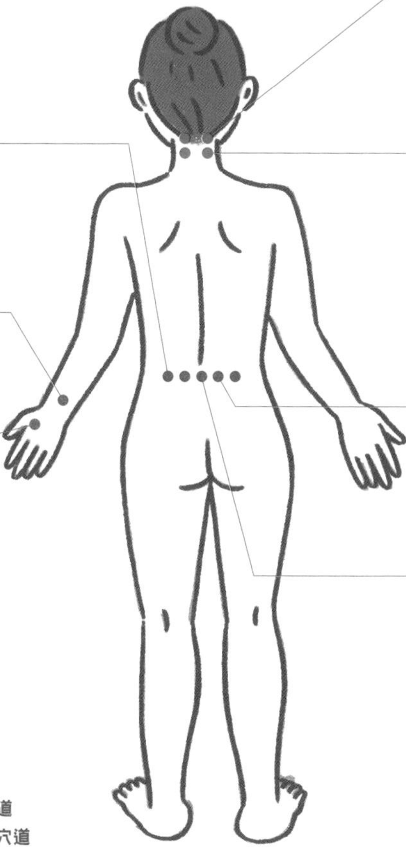

上天柱（不）

比天柱上面一點，位於後頭骨的下端。除了消除精神疲勞，對於改善慢性頭痛、後腦勺僵硬也有效果。

志室（壓）

從和肚臍等高的脊椎中心，往左右各4根指幅。對於慢性疲勞、改善腰痛也能發揮效果。

天柱（元）

從頸窩（位於後腦勺和脖子交界處中央的凹陷）左右的肌肉往外1根大拇指寬。對於舒緩身心緊繃也有效。

外關（眠）

距離手背側的手腕3根指幅，位於2根骨頭之間。對於改善疲勞和頭痛也有效。

腎俞（煩）

從和肚臍等高的脊椎中心，往左右各2根指幅。對緩解腰部僵硬、疼痛也有效果。

合谷（壓）

位於手背側的大拇指和食指的骨頭交界處。像是頭痛、暈眩、牙痛等，對於頭部的各種症狀皆有效。

命門（元）

位於肚臍正後方的背部附近。是能夠讓精力湧現的穴道，對於恢復病後的體力很有效果。

（煩）對煩躁有效的穴道
（不）對不安有效的穴道
（眠）對睡不著有效的穴道
（食）對食慾不振有效的穴道
（壓）能緩解壓力的穴道
（元）提升元氣的穴道

朝向「自律神經達人」邁進

——來自工藤醫師的叮嚀

本書介紹了各式各樣能夠幫助自律神經平衡運作的方法，不曉得各位看了覺得如何？這些都是我平時會推薦患者使用的方法。

我自己在日常生活中，也會有意識地注重自律神經的保健。具體而言，我是將以下的「有助自律神經穩定的十條守則」謹記在心。

第一條　只吃真正想吃的食物。

第二條　減少物品和資訊（極簡主義）。

第三條　向原始人看齊。

第四條　保有死亡意識（Memento mori，拉丁語，意思為「勿忘人終將一死」）。

第五條　不干涉。

第六條　捨棄慾望。

第七條　為他人奉獻。

第八條　找出值得付出熱情的事物。

第九條　找到自己的夥伴。

第十條　心存「船到橋頭自然直」的想法。

當然，要無時無刻落實這十條守則是不可能的，而且也沒有那個必要。只不過，每當情緒低落或感到煩躁焦慮時，或者是因為煩惱、迷惘而使得思緒停滯不前時，只要從中回想能夠對應現狀的幾條守則，心情就會變得輕鬆、豁然開朗起來。說這些是幫助你我朝向「自律神經達人」邁進的十條守則，大概也不為過吧。

無論是本文所介紹的方法，還是上述這十條守則，都不是一定非實行不可。由於「必須……才行」的這個想法本身會形成壓力，對自律神經造成不良影響，所以請適度且輕鬆地看待即可。希望各位都能夠在不勉強的範圍內，選擇容易融入生活當中的幾項去實踐。

但願各位的自律神經都能健康運作，並且擁有幸福的人生！

2022年1月　工藤孝文

作者：工藤孝文

內科醫師、統合醫療醫師、漢方醫師

福岡大學醫學系畢業後，前往愛爾蘭、澳洲留學。現為福岡縣三山市的工藤內科診所院長，以成為「世界第一家庭醫師」為目標，為地方醫療注入心力。座右銘為「貼近患者需求，改善身心健康」。

受邀參加NHK《朝一》、日本電視台《世界上最想上的課》、富士電視台《真的假的!?TV》等多個節目的演出。其中登上NHK《老師沒教的事》的集數，榮獲2018年收視率第一名。著作多達五十部以上，且多為日本Amazon的銷售排行榜冠軍。

為日本內科學會、日本糖尿病學會、日本肥滿學會、日本東洋醫學會、日本抗加齡醫學會、日本女性醫學學會、日本高血壓學會、日本甲狀腺學會、日本遠距醫療學會、小兒慢性疾病指定醫師。

2021年5月起開設YouTube頻道「工藤孝文的家庭醫師頻道」並廣受好評。

日文版工作人員：

藝術指導・設計	加藤京子（Sidekick）	**編輯協助**	松崎 千佐登
插畫	田中未樹		株式会社風土文化社（大迫倫子）
DTP	株式会社センターメディア	**企劃編輯**	松浦美帆
校正	山本尚幸（合同会社こはん商会）		

參考文獻：

《疲れない大百科》工藤孝文著（ワニブックス）
《かからない大百科》工藤孝文著（ワニブックス）
《心と体のもやもやがスーッと消える食事術》工藤孝文著（文藝春秋）
《うつぬけ生活習慣》工藤孝文著（青春出版社）
《人生が変わるホルモンコントロール術 はたらくホルモン 朝1杯の牛乳が夜の睡眠を変える》工藤孝文著（講談社）
《災害不調 医師が見つけた最速の改善策》工藤孝文著（KADOKAWA）
《オトナ女子は見逃さない！ 不調を知らせる カラダサイン図鑑》工藤孝文著・工藤あき協助執筆（WAVE出版）
《1日1杯で体が整う すごい健康出汁》工藤孝文・工藤あき著（徳間書店）
《なんとなく不調なときの生薬と漢方》工藤孝文著（日東書院）
《医者の新常識 病気にならない最高の食べ方》工藤孝文著（さくら舎）
《体が整う 水曜日の漢方》工藤孝文・工藤あき著（大和書房）
《医師夫婦が実践する ウイルスに負けない 親子の免疫力アップ生活術》工藤孝文・工藤あき著（主婦と生活社）
《眠れなくなるほど面白い 図解 脳の話》茂木健一郎著（日本文芸社）

超實踐！自律神經調理指南

找到身體不適的真正原因，
擺脫失眠、倦怠、頭痛、肥胖等身心煩惱！

2022年 6 月1日初版第一刷發行
2022年11月1日初版第二刷發行

作　　者　工藤孝文
譯　　者　曹茹蘋
編　　輯　曾羽辰
美術編輯　竇元玉
發 行 人　若森稔雄
發 行 所　台灣東販股份有限公司
<地址>台北市南京東路4段130號2F-1
<電話>(02)2577-8878
<傳真>(02)2577-8896
<網址>www.tohan.com.tw
郵撥帳號　1405049-4
法律顧問　蕭雄淋律師
總 經 銷　聯合發行股份有限公司
<電話>(02)2917-8022

購買本書者，如遇缺頁或裝訂錯誤，
請寄回調換（海外地區除外）。
Printed in Taiwan

國家圖書館出版品預行編目資料

超實踐!自律神經調理指南：找到身體不適的真正原因,擺脫失眠、倦怠、頭痛、肥胖等身心煩惱!/工藤孝文著；曹茹蘋譯. -- 初版. -- 臺北市：臺灣東販股份有限公司, 2022.06
128面；14.8×21公分
ISBN 978-626-329-245-1(平裝)

1.CST: 自主神經系統疾病 2.CST: 健康法

415.943　　111006228

JIRITSUSHINKEI MEII GA OSHIERU! KENKOU JYUMYOU WO NOBASHITE GENKI NI NARU CHIE

© 2022 Asahi Shimbun Publications Inc.
Originally published in Japan in 2022 by Asahi Shimbun Publications Inc.,TOKYO.
Traditional Chinese translation rights arranged with Asahi Shimbun Publications Inc., TOKYO, through TOHAN CORPORATION, TOKYO.